经络医学临证研习录

针灸与小儿经络推拿医案

王红民 著

中国中医药出版社

·北 京·

图书在版编目（CIP）数据

经络医学临证研习录：针灸与小儿经络推拿医案 / 王红民著 . —北京：中国中医药出版社，2020.10

ISBN 978 – 7 – 5132 – 6350 – 4

Ⅰ . ①经… Ⅱ . ①王… Ⅲ . ①针灸疗法 ②小儿疾病—经络—按摩疗法（中医） Ⅳ . ① R246 ② R244.

中国版本图书馆 CIP 数据核字（2020）第 150789 号

中国中医药出版社出版

北京经济技术开发区科创十三街 31 号院二区 8 号楼

邮政编码 100176

传真 010-64405750

廊坊市祥丰印刷有限公司印刷

各地新华书店经销

开本 710×1000 1/16 印张 14 字数 218 千字

2020 年 10 月第 1 版 2020 年 10 月第 1 次印刷

书号 ISBN 978 – 7 – 5132 – 6350 – 4

定价 88.00 元

网址 www.cptcm.com

社 长 热 线 010-64405720

购 书 热 线 010-89535836

维 权 打 假 010-64405753

微信服务号 zgzyycbs

微商城网址 https://kdt.im/LIdUGr

官 方 微 博 http://e.weibo.com/cptcm

天猫旗舰店网址 https://zgzyycbs.tmall.com

如有印装质量问题请与本社出版部联系（010-64405510）

前　言

　　笔者从 1986 年考入北京中医学院（现北京中医药大学）针灸专业开始，在三十多年的求学、临证中蒙多位针灸名师指点：1986～1989 年课余侍诊国医堂王学成研究员，1990～1996 年跟随护国寺中医医院张勤主任临床学习，其间还短期跟师北京怀柔中医院黄九妹医师（3 个月）、鼓楼中医院针灸科张士杰主任（1 个月），1991 年结识家乡甘肃中医学院针灸系主任杨廉德教授，书信往来两年多，亦曾到杨老门诊拜访侍诊。与针灸界前辈们的结缘让我感觉到针灸学的深厚底蕴，内心埋下了穷一生深研精修之火种，从未敢视针灸为小技。

　　毕业后，我一直从事针灸推拿的教学工作，教学之余从未脱离临床，遇急性痛症、炎症、感冒、发热等常见病症，针灸治疗往往立竿见影，其"简""便""廉""效"让我越来越发自内心喜爱这门古老的医术，遂每日研习，手不释卷，希望在茫茫医籍中，寻到针灸治验的精髓与真谛。但早年内心那颗火种却一直未能萌发，如同在一座神圣的殿堂门外一直逡巡，始终未得其门而入，脑海中始终萦绕着诸多解不开的疑问和谜团，使我与这殿堂之间如隔高山沟壑般难以逾越。针灸确像现代研究所说那样只能解决功能性疾病吗？针灸究竟是如何起效的呢？为什么同样的疾病有些针灸有效而有些却无效呢？这些疑团始终困扰着我。

　　2013 年 4 月天赐机缘，我在学习中医二十七年之后再次拜师，跟随王居易教授学习经络医学理论，每日跟师临证之余研读《黄帝内经》《难经》《针灸甲乙经》等经典，引导我终于突破了那道阻止我踏入中医殿堂的思维屏障，令我终能得窥针灸的广博与深邃。这一次拜师学习将我的临证思维带回到传统中医思维的轨道，许多中医基本概念开始清晰起来，经络与脏腑之间的关系始得明晰，方知六经气化失常才是人体各种疾病发生的基本病机。此后，在临床我从过去追寻验方秘方的僵化思维，转为辨识经络异常、调整经络气化的辨证思维，顿感柳暗花明。四年多的跟师学习，我在理论上脱离了针灸机理单纯依赖现代医学解读的桎梏，回归到了中医传统理论的源头。在临床上，我对疾病的认识更加清晰，掌握了疾病的客观证据，对治疗结果更有把握，一些久病痼疾经过数次治疗竟获痊愈。惊喜之余，不禁感慨传统针灸医学留下的遗产竟是这样丰厚！

我深知探寻中医之道自己尚在路上，教师身份让我结识了更多与我有同样经历、同样困惑的中医学子，他们有热爱中医的赤诚之心却又逡巡于门外而不得入，这是多么大的遗憾，这促使我在临证时不断反思。将学习经络医学后的临证案例及早年有所得的一些病例按照经络医学的思维方法进行整理分析，后附临证感悟心得，供有志于深入钻研经络医学的同仁们参考，哪怕能多带动一人入门，也是对古代中医先贤无私馈赠的一份感激，对恩师王居易先生谆谆教诲的一份回报。博大精深的中医理论体系尚有太多宝贵的思想和未知奥秘等待更多的中医人去传承发扬和研究探索。

本书的特点：以《黄帝内经》的经络理论为指导，谨遵王居易教授提出的经络气化、经络诊察、辨经、选经配穴的临床思维进行医案整理。临证通过将经络诊察结果结合病症表现进行辨析，确定疾病发展变化的路径，据此选经配穴，逐邪扶正，疗效随着经络气化的改变自然呈现。其中六经气化是经络医学理论的一个核心内容，也是建立针灸临床思维的基础，本书尝试将所治病例按六经分类，以经络异常作为分类依据，突出经络气化的核心作用；每篇案例均附笔者在治疗中运用经络医学理论的思维过程和临证体会，便于读者参考。

使用方法：作为经络医学的研习者，本书仅仅是对笔者几年来运用经络医学的临床积累，带有个人的主观性，所以本书可作为学习"经络医学"的参考书籍。读者朋友只有在症候结构分析、察经、辨经、选经配穴四个环节上多思考，深入认识经络医学的理论内涵，才能在临证收获更多。

本书适用于爱好传统中医经典的读者，尤其是正在学习经络医学的针灸推拿同道，相信在阅读案例时，我们能有灵犀相通之感。

《黄帝内经》云："言不可治者，未得其术也。"针灸推拿有自己独特的理论依据，运用经络医学理论需要首先理解经络气化的特点，通过医者仔细诊察经络路线的异常，综合病症特点判断病机所在，所以本书试从经络气化路径编排病例，引导读者朋友从经络病机入手研习参考。不妥谬误之处，敬祈各位专家学者和同道惠正。

王红民

2020 年 7 月于北京

编写说明

一、针灸医案以经络气化路径为主线，形成太阴阳明经、少阴太阳经、厥阴少阳经三个主要篇章线索，体现"同病异治""异病同治"的中医思维。

二、在剖析病症病机时，以其主要经络异常病机分类，以便呈现出清晰的临床思维。而病机复杂、病变牵连多条经络的病症则整理为经络合并杂症，同时在案后分析时阐述复杂病机的剖析思路，给学习者一些研习借鉴。

三、痛症在针灸临床属常见病症，选经配穴方法灵活，处方很多，笔者将与内脏联系不大的痛症病例单独整理成章。

四、针灸治疗外科病症，采用毫针、火针、艾灸多法并用，效果突出，独具特色，故单独成章，着重突出外症局部治疗，与经络脏腑功能整体联系紧密的病症不在此类。

五、经络医学理论在推拿临床的应用是王居易恩师交付的一大课题，选取笔者治疗小儿疾病的临床医案单独成章，以期给推拿临床的经络医学应用以参考。

六、本书共 7 章，157 例病案（针灸病案 137 例，小儿推拿案例 20 例）。病症单纯，同病同治者，仅举两三例，说明治疗思路即可，后附同类病症治验总结，将辨经选经取穴的要点陈述清楚。

七、大部分为 2013～2019 年的病案。记录体例均符合搜集症候、察经、辨经、选经、配穴的经络医学临床思维。个别案例属笔者早期回忆病案，虽未按照经络医学思维诊治，但在案后做了理论分析反思，力求温故知新。

编者

2020 年 7 月

目　录

第六章　外科杂症（20例）

第七章 小儿经络推拿医案（20例）

第一章 太阴阳明经病症（39例）

头昏怕风案（1例）

于某，女，36岁。

初诊日期：2016年7月3日。

主诉：头昏怕风1月余。

病史及症候：产后1年，近一两个月感觉明显怕风，暑热天不能吹空调和风扇，怕风部位主要是头颈、膝、足等。刻下症：头昏沉，未见眩晕。食可，大便不畅，两三天一行，服用通便保健品可一日一次。舌淡，右关脉弱。

经络诊察：太阴经结块较多（尺泽、漏谷、阴陵泉），阳明经呈虚象。

辨经：病在太阴经、阳明经。

选经：任脉、太阴经、阳明经。

选穴：针尺泽、阴陵泉、太渊、太白、前顶。

二诊（7月6日）：自述针后头目明显清爽，但仍怕风。

察经：太阴经结块已明显消减，阳明经松软。

治疗及选穴同前，加针风池。

三诊（7月13日）：头昏沉症消，怕风明显减轻。大便较前有力、顺畅，舌淡红，脉较之前有力。病仍在太阴经、阳明经。针前顶、手三里、足三里、尺泽、阴陵泉，灸气海。

四诊（7月20日）：怕风症继续减轻。两天前下大雨，雨后感觉前额痛（如裹）。针风池、前顶、手三里、足三里、尺泽、阴陵泉、三阴交，灸关元。

五诊（7月28日）：诸症均好转。针手三里、尺泽、阴陵泉、中脘。

病情基本稳定，停止治疗。

2016 年 11 月 6 日：患者因为两天前蒸桑拿时间过长出现头胀痛，有昏闷之感，自感头内有液体倾倒，不能站立。睡眠佳，大便无力，小便清长。舌淡苔薄，脉软无力。

察经：太阴经异常，头皮松软，头部太阳经通天处有明显压痛，四肢肌肉痿软，手足温。

辨经：病在太阴经、太阳经。

选经：太阴经、太阳经、督脉。

选穴：针尺泽、阴陵泉、百会、前顶、通天。

第二天微信告知：针后头部昏闷之感消散，一诊告愈。

【医案分析】患者主症为头昏怕风，以头颈、膝、足部尤甚。问诊得知患者素来脾胃虚弱，气血不足，生产后气血虚弱之势更甚。初诊察经见太阴经结块，阳明经虚陷，可知乃太阴升清功能受阻，清阳不能护养头窍，而致头昏怕风。症状中有一个特点，就是足膝部位冷痛明显，位置恰好是足阳明胃经循行所过之处。而患者手足阳明经明显虚陷，大便虽不畅，但却质软不干，属于排便无力。综合经络诊察所见，结合症候结构分析，可以辨经为太阴阳明经，病机以虚为本，因此以调整太阴升清功能为主，取尺泽、阴陵泉行气化湿，太渊、太白补益气血，前顶属于督脉腧穴，具有升阳益气的功效，针后头目顿时清爽。二诊时太阴经结块消减，说明辨经选经准确，切合病机。本病经 5 诊治疗，取得显效后停止治疗。4 个月后患者因蒸桑拿时间过长头昏证复发，属汗蒸耗伤气阴引发，复加太阳感受寒邪。本次病发仅两天，病程短，取尺泽、阴陵泉升举清气，以百会、前顶、通天振奋卫阳配合。太阴经气化失常一诊即得到纠正，再未复发。

面瘫、面肌痉挛案（6 例）

案 1：夏某，男，42 岁。

初诊日期：2016 年 11 月 29 日。

主诉：左侧面瘫2天。

病史及症候：患者1天前起床后发现左侧面部麻痹，不能闭目、抬眉。3年前曾患右侧面瘫，经各种治疗近1年，后经3个月的针灸治疗痊愈。故此次及时求诊要求针灸治疗。刻下症：左侧鼻唇沟消失，左眼流泪，饮食时左侧口腔塞物，左侧面部肌肉松弛下垂。面色晦暗，体形肥胖，身高170厘米，体重110公斤。因近期工作较繁忙，经常外出、熬夜，睡眠质量差。饮食可，二便调。舌淡暗，苔白腻，脉沉。

经络诊察：左侧耳后乳突压痛。左侧手阳明经松陷，偏历穴上下有明显结节且肌肉僵硬，左侧足阳明经有多处结块。

辨经：病在阳明经，牵连面部少阳经。

选经：左耳后面神经部位压痛，病在进展期，以四肢阳明经为主。

选穴：针左侧风池、阳白、颔厌、曲池、偏历、足三里、丰隆，开四关（双侧合谷、太冲）。20分钟后起针，患者可以做抬眉动作。

二诊（12月3日）：尚在面瘫进展期，症状比一诊时加重。选取四肢穴为主。针左侧曲池、偏历、足三里、丰隆，开四关。

三诊（12月6日）：面部麻痹症状减轻，左眼流泪减少，面色转润泽。耳后压痛消失。治疗在二诊处方基础上去双侧太冲，加针左侧迎香、地仓、颊车、阳白。

四诊—六诊（12月10日—12月17日）：面部麻痹症状逐渐改善，精神状态好转。三诊原方治疗。

七诊（12月20日）：面瘫症唯余左侧鼻旁肌肉僵硬不能活动，余症均消。

察左侧手阳明经偏历穴结节已消，阳明经肌肉弹性恢复。右侧手阳明经出现肌肉僵硬。辨经脉异常在右侧，改取右侧阳明经为主要治疗经脉。

针右侧偏历、曲池、合谷，短针排刺左侧口禾髎—迎香一段。

针后患者立即感觉左侧鼻旁的牵拉感减轻。

八诊（12月23日）：上诊后左侧鼻旁僵硬感明显减轻，以手按之仍有增厚感，察右侧手阳明经肌肉弹性恢复，治疗同上。

九诊、十诊（12月26日—12月30日）：面部症状基本痊愈，治疗期间感觉睡眠转佳，体重减轻2.5公斤，面色、精神状态均有明显改善。治疗选太阴阳明经为主，针双侧风池、手三里、足三里、丰隆。

　　注：本案在六诊之前左侧面瘫症状快速好转，但左侧鼻旁肌肉无力感一直未恢复。笔者反复思考，并再次仔细诊察经络，发现虽然左侧偏历处硬结已消，但右侧阳明经僵硬感突显，《灵枢·经筋》云："手阳明之筋，直者，从肩髃上颈；其支者，上颊，结于頄；直者，上出手太阳之前，上左角，络头，下右颔。"可见手阳明经筋在面部的结聚存在左右交叉的情况，以此为依据，改针右侧偏历、曲池、合谷，并以短针排刺左侧口禾髎——迎香一段，针后左侧鼻旁牵拉感顿感减轻。由此可知在治疗面瘫一症时，还需要详细察经，更精确、全面发现经脉异常部位，如此方可突破瓶颈，彻底解决病症。

案 2：周某，男，25 岁。

初诊日期：2016 年 11 月 11 日。

主诉：左侧面瘫 5 天。

病史及症候：5 天前清晨发现面部歪斜伴有肿胀。刻下症：面色红，左侧面部肿胀，目瞪流泪，左半侧面部明显肿胀。大便干，舌红，脉洪大。

经络诊察：左耳后压痛敏感，左手足阳明经异常。

辨经：病在阳明经。

选经：取阳明经、少阳经。

选穴：左商阳放血，点刺左风池。针双侧合谷、曲池、足三里、丰隆。商阳放血后，左侧面部胀满感顿消。

二诊（11 月 15 日）：面肿基本消退，鼻唇沟已出现，流泪症减，但眼角眉毛下垂，仍不能动，耳后风池压痛减退，面部感觉略恢复。舌红，脉数。

针左侧阳白、颔厌、上关、四白、风池，双侧合谷、曲池、足三里、丰隆。

三诊（11 月 18 日）：可以闭目、抬眉、鼓气，尚余上唇部麻木。

针左侧阳白、颔厌、上关、四白、风池、丰隆、偏历及双侧合谷、曲池、足三里。

四诊（11 月 22 日）：症继减，治疗同上。

五诊（11月25日）：面部活动、感觉均已恢复如常，耳后压痛消失，舌色转淡。针曲池、足三里、丰隆调理收工，结束疗程（15天）。

1个月后随访，面部已完全恢复正常。

案3：包某，男，53岁。

初诊日期：2018年5月7日。

主诉：左侧面瘫2天。

病史及症候：近期频繁出差，睡眠差，2天前洗澡后受风，第二天晨起出现左侧面瘫。肾移植术后15年。体质虚，易感冒。刻下症：左侧不能做抬眉、鼓腮等面部活动，吃东西左侧塞。面色较黑，舌质紫暗，苔白，脉弱，尺脉无力。

经络诊察：左耳后疼痛明显，左侧少阳经、阳明经异常。

辨经：病在少阳经、阳明经。

选经：取阳明经，配合少阳经治疗。

选穴：左侧商阳、关冲放血，血色紫黑、质稀（考虑与长期服用抗凝药有关）。

针双侧四关及左侧曲池、手三里、偏历、丰隆、翳风、风池。

二诊（5月10日）：患者面部皮肤出现大面积溃烂。述前次针后感觉面部轻松，第二天听人介绍偏方，用白附子捣烂敷脸，敷时感觉面部灼痛难忍，4小时后面部已发疱，感觉面部发麻、胀痛，面瘫症状加重，同时左耳听力下降，有闭塞感。

察经：耳后压痛加重，手阳明经、手少阳经异常。

针双侧四关、曲池、手三里及左侧偏历、丰隆、翳风、风池、外关、支沟、阳陵泉。

三诊（5月14日）：耳后疼痛缓解，耳闭塞症消。面部诸症减。四肢处方同前，加针左侧面部阳白、丝竹空、听会、四白、迎香、地仓、颊车。

四诊（5月17日）：面部活动基本如常，余目下、口唇上部僵硬。

五诊（5月21日）：已无明显症状。针手三里、足三里，艾灸左侧面部善后。

随访3个月，未见后遗症。

案 4：冯某，女，27 岁。

初诊日期：2017 年 11 月 19 日。

主诉：左侧面部麻木僵硬 2 月余。

病史及症候：5 年前曾患左侧面瘫，经针灸治疗后痊愈，但劳累后会感觉左侧面部不适，最近因经常夜间加班病情加重。刻下症：面部僵硬感渐重，两侧眼睛不对称，左眼小，面部发麻。左眼闭合时牵动左侧嘴角。月经不调，经前小腹痛，经量少，无瘀块。大便时常不畅，3 日一行。睡眠佳，舌红，脉沉细。

经络诊察：左侧手阳明经异常，双侧足阳明经多个结块。

辨经：病在阳明经。

选经：以调整阳明经为主。

选穴：针双侧合谷、太冲、曲池、足三里及左侧上巨虚、手三里、偏历、阳白、丝竹空、太阳、迎香、口禾髎、地仓、颊车。

二诊（11 月 26 日）：面麻消失，僵硬感转轻。口唇、眼角开合无力。治疗选穴同前。

三诊（12 月 3 日）：症状继续减轻，僵硬感已不明显，口唇、眼角已有力，但眨眼会牵动嘴角，此症 5 年来一直存在，近 2 个月明显。

察阳白、丝竹空处均已不敏感，颧髎处压痛，左侧手三里酸软凹陷。四肢腧穴同前，加灸手三里、合谷各 10 分钟，回旋灸左侧面部及眼、口角周围 10 分钟。

四诊（12 月 10 日）：症状减轻，眨眼牵动嘴角已轻微。治疗同前。

后因工作忙而停诊，症状缓解明显，属显效。

案 5：刘某，男，47 岁。

初诊日期：2018 年 5 月 20 日。

主诉：左侧面瘫后遗症 2 年。

病史及症候：2 年前患左侧面瘫，经治疗后好转，有遗留症状。刻下症：左半侧面部僵硬，左眼裂大，易流泪，眨眼牵动左侧嘴角及下颌。

经络诊察：左侧手阳明经僵硬，合谷、手三里处松陷。足阳明经下巨虚处僵硬（追问近年来大便一直不成形）。左侧前额部、内外眼角、目下、鼻旁、嘴角、耳前均有僵硬及痛感。

辨经：病在阳明经。

选经：调整阳明经。

选穴：针双侧合谷、太冲、手三里、足三里及左侧阳白、丝竹空、四白、口禾髎、颊车、地仓，合谷、手三里加灸10分钟，左侧面部温灸10分钟。

留针20分钟，起针后患者即感面部轻松。

二诊（5月27日）：面部僵硬感已明显缓解，处方同上，加针左侧翳风。

三诊（6月27日）：自述前次治疗后明显好转，左眼已不流泪，感觉面部轻松，表情自然。因出差中断治疗。近1个月出差频繁，感觉面部症状出现反复。刻下症：左侧眼裂大，流泪症状已消失。目下僵硬感明显。昨日因饮食不适出现腹泻。

经络诊察：左侧阳明经僵硬，下腹部气海、关元穴处松陷，双侧下巨虚处结块。

针双侧合谷、太冲、手三里、足三里、下巨虚及左侧阳白、丝竹空、四白、口禾髎、颊车、地仓，关元针加灸。

诊后第二天告知腹泻症状明显改善，面部症状亦消除。因出差停止治疗。

四诊（9月16日）：患者近两个月去高原地区（西藏）出差，因缺氧、寒冷，面部明显感觉僵硬不舒。望诊可见患者左侧面部低于右侧，表情僵硬。鼻旁可触及僵硬增厚，迎香处凹陷，并有触痛。表明患者左侧面部阳气不足，失于温煦。重灸关元、合谷，面部温灸，针左侧迎香、口禾髎。

后继续治疗2次，面部萎缩区域皮肤恢复弹性，迎香处触痛消失。嘱其每周至少保证治疗1次。后继续治疗4周，症状持续改善，左侧面部依旧有不自然感。

半年后随访：左侧面部僵硬、流泪症候均消，唯余面部轻微不自然感。

案6： 王某，男，40岁。

初诊时间：2015年7月19日。

主诉：左侧面肌痉挛1年，加重半年。

病史及症候：1年前无明显诱因出现眼睑部抽搐，半年后牵连嘴角抽搐，脾气急躁，大便溏，每日两三次。刻下症：左侧面部时发抽搐带动下颌、嘴角等处，便溏，食可，多梦眠差，舌苔厚腻，脉沉迟无力。

经络诊察：目眶下僵硬麻木，左侧耳后部面神经管穿出部位有压痛。左侧手太阴经、手阳明经异常明显，左侧足阳明经、足厥阴经异常。双侧肢体肌张力差别很大。

辨经：病在阳明经。

选经：阳明经、厥阴经（厥阴辅助宣散阳明湿浊）。

选穴：针双侧四关，建里，左侧偏历、曲池、足三里、丰隆，灸关元、气海。

二诊（7月23日）：抽搐已缓解，面部仍感僵硬，表情不自然。针左侧偏历、丰隆及双侧手三里、足三里，灸气海、关元，左侧面部温和灸。面部艾灸后僵硬感有缓解。

三诊—五诊（7月26日—8月3日）：左侧面部抽搐基本缓解，疗效稳定，针方同前，隔3天针灸一次。

六诊（8月10日）：面部已基本恢复正常。察左侧面部僵硬感消失，左侧耳后压痛不明显，左侧阳明经肌肉张力稍弱。灸左侧手三里、合谷，针左侧偏历、丰隆、合谷及双侧手三里、足三里，以补益阳明气血、温经通络。嘱患者避免劳累、避风直吹面部。

半年后随访，患者表情自然，面肌抽动未见复发。

针灸治疗面瘫、面肌痉挛案讨论

笔者近年用针灸治疗面瘫多例，疗效较为满意。就诊患者多有在其他地方治疗失败的经历，接受过吃药、输液、注射激素类药物等治疗。笔者用针灸治疗，均能在一两次明显改善症状，显示出针灸治疗此类疾病的优势。在治疗过程中有如下几点体会。

一、经络诊察结合症候分析辨虚实

同是面瘫症状，表现多为半侧面部神经麻痹，不能做闭眼、抬眉、鼓气、示齿等动作，但是经过经络诊察，结合症候表现却能发现有很大不同，病症大致可分为虚实两类。实者多为患侧面部发红、肿胀，流泪黏腻，舌苔厚腻，脉沉弦有力，经络诊察所见异常多以手足阳明经四肢部位经络路线的肌张力增高、缝隙内结块为主。虚者则面色晦暗、面肌松弛无力，迎风流泪多清冷，舌暗淡，脉沉弱无力，经络异常则多以阳明经松软塌陷，或者僵硬没有弹性为特点。虚实不同，治疗方法和相关生活调理亦不同。

如案 1 夏某 3 年前曾经出现过右侧面瘫，迁延 1 年方愈。来诊时面部肌肉松弛下垂，面色晦暗，肢困乏力，属于本虚邪实，嘱家人进行面部及关元艾灸配合，改善睡眠，注意营养，治疗结束后两个月随访体质状态有了明显的改善，体重共减 5 公斤，面色亦由暗沉转明亮。

案 2 周某来诊时面部肿胀色红，身体强壮属于实证。在治疗期间要求患者注意清淡饮食，戒烟酒，配合针灸治疗病症很快治愈。

案 3 包某虽属体虚的体质，但面瘫的病机仍然属实，发病初期不适合在面部强烈刺激，因患者未遵医嘱，在面部外敷中药，使本已减轻的病情突然加重，可见面部不当刺激是治疗面瘫的一个禁忌。

案 4 ～ 6 均为面瘫失治、误治的后遗病症，"新病在经，久病入络"。此类病症较难治，以面部细小络脉受累为主。临证仔细诊察，可以发现面部细小络脉有瘀滞存在，治疗以局部阿是穴为主穴，配穴以原络相配为多，治法多用灸法配合，意在激发经气，温阳通络，临证亦能快速收效。

在经络诊察的配合下，可以客观地对面瘫患者症候结构的虚实特性进行判断，更准确地认识病症性质，提高临证治疗的针对性。

二、明辨疾病阶段，准确施治

面瘫发病有明确的阶段性。初起病时，外邪强盛，病症呈进展趋势，此时可通过诊察耳后乳突面神经穿出部位进行判断，如果此处呈强压痛，说明病邪势力强劲，需以宣通气机、抑制邪气进展为主，治疗多取四肢远端腧穴。体质强盛，经络气机阻滞严重者还可以选用阳明经井穴放血，以引阳通络，使邪气外散，阻止病情进一步进展。此时不能集中刺激面部麻痹部位，否则会使面部气机瘀结加重，症状反而更重，就像在战场上与强敌直接对抗一样，会伤及正气造成正虚邪恋，不利于面部气血恢复。案 3～6 均有在早期过重刺激面部导致病情加重的治疗经历，对此医者应有清醒的认识。初期处理得当，病邪很快衰退，诊察耳后乳突部位压痛也会逐渐减轻，说明面神经应激状态减弱，此时可以选择针灸面部腧穴，配合远端经穴，远近配合，面部邪气可以得到彻底清除。

三、重视患处局部的精细触诊

经络诊察对于针灸治疗面瘫全程都有指导意义，医者除了要重视患者全身整体的经络状态，把握正邪虚实与病情进程，还要在面部病灶精细诊察，辨别病邪郁结的具体部位和层次深浅，选择精确的腧穴和进针深度施治。

手足三阳经在面部的循行路线复杂，交会关系纵横交错，所以面部的诊察至精至微，是决定治疗是否有效的关键。面部诊察的具体方法：以手指（多以食、中、无名三指做触诊）感受面部受邪区域的形态特点，常可发现细如发丝的斜络，或者隐藏较深的僵硬、虚陷、气郁等经络异常，这些部位多是经脉上的细小分支，或是多条经脉交汇处，也是面部经络受邪之处。以此为向导，精确选择面部腧穴，选取适当的进针角度和层次，确保针灸治疗"弹无虚发"，多可瞬间见到疗效，甚至有些多年痼疾也可快速得到改善。医者若仅凭经验，盲目针灸，常会导致在面部过度治疗，造成气血亏耗，使治疗不彻底，遗留面部僵硬抽搐等后遗症。

咳嗽案（7 例）

案 1：李某，男，62 岁。

初诊日期：2017 年 12 月 3 日。

主诉：咳嗽痰多 2 周。

病史及症候：患者素体健，2 周前出现咳嗽，服感冒、消炎、止咳药均无效，夜间严重，痰多，黏稠不易咳出，胸部有阻塞感。刻下症：咳声重浊，喉间有痰鸣音，黄黏痰，不易咳出，伴胸闷。舌红，苔黄腻，脉弦滑。

经络诊察：任脉、督脉、太阴经、阳明经异常，尺泽结块较大。

辨经：病在太阴经、阳明经。

选经：太阴经、阳明经。

选穴：针尺泽、曲池、丰隆、中脘。

二诊（12月6日）：一诊后当晚咳症即消，且痰阻感亦消失。察尺泽处结块已明显缩小。针尺泽、丰隆收工。

> 注：患者从未接受过针灸治疗，针感较强烈，丰隆处有放散感，类似有气球爆裂样感传，中脘的针感亦传向四周。

案2：张某，女，48岁。

初诊日期：2016年1月12日。

主诉：外感后咳嗽1月余。

病史及症候：1个多月前感受风寒，鼻塞、流涕等症消后，余咳嗽一症未愈。刻下症：咳声剧烈，夜间尤甚，有痰，黏稠难咳出。无发热，舌苔厚黄，脉数。

经络诊察：手太阴经、足阳明经异常。

辨经：病在太阴经、阳明经，病属实证。

选经：太阴经、阳明经。

选穴：针中脘、丰隆、尺泽、阴陵泉、足三里、列缺。

二诊（1月15日）：咳嗽明显好转，痰多能咳出。白天基本不咳，夜间较重，原方去足三里。

二诊后咳嗽症状已大减，患者因就诊路较远，予防荆汤加减3剂善后，咳症获愈。

案3：云某，女，48岁。

初诊日期：2015年8月31日。

主诉：咳嗽痰多1周。

病史及症候：4年前秋季劳累后感冒引发咳嗽，痰多色白，以后每年秋季咳疾发作，发作症候相似，初起痰多色白，10余日后逐渐变为稠厚黄痰。

刻下症：咳嗽初发，痰多色白，大便黏腻不爽，眠差，自述素体脾虚气弱，4年来尤甚，喜卧，四肢懒惰。舌暗有瘀斑，脉沉弱。

经络诊察：手太阴经尺泽结节、足阳明经多结块，督脉第3-4胸椎、7-8胸椎椎间隙处压痛明显。

辨经：病在太阴经、阳明经。

选经：太阴经、阳明经、督脉。

选穴：针尺泽、阴陵泉、偏历、列缺、丰隆，点刺身柱、至阳。

二诊（9月4日）：针后咳嗽立减，现咳嗽、痰多症均消。唯感乏力，大便依然黏腻不爽。针太白、太渊、尺泽、阴陵泉、足三里。

二诊后咳症已消，患者因就诊路途较远，咳嗽症状缓解后停诊。

案4：刘某，女，45岁。

初诊日期：2017年11月3日。

主诉：咳嗽11月余。

病史及症候：患者11个月前因感冒出现咳嗽、流涕、头痛等症，1周后唯余咳症未愈。患者当时旅居国外，经服用各类西药及中成药未见效果，回国后求针灸治疗。刻下症：阵发急促性咳嗽，咳声短促，声音无力，无痰。食少纳差，大便时溏时干，睡眠佳。舌淡，苔薄白，脉软无力。

经络诊察：四肢肌肉松软，弹性可。手太阴经孔最至尺泽段多个结节结块，缝隙不清晰；足太阴经缝隙饱满，阴陵泉处较大结块；足阳明经多个结块；督脉第3-4胸椎椎间隙处压痛明显。

辨经：病在太阴经、阳明经。

选经：调理太阴经、阳明经、督脉。

选穴：针尺泽、阴陵泉、孔最，点刺身柱。

二诊（11月6日）：针后咳症顿消，感觉腹胀明显。诊察腹部，脐旁按压比较饱满有压痛。一诊处方去孔最、身柱，加大横、手三里、足三里。

后电话告知，腹胀已消，未见其他不适。

2020年其带亲戚来诊，述前次诊治咳嗽疗效甚速，3年未再复发。

案 5: 李某, 男, 6 岁半。

初诊日期: 2017 年 11 月 3 日。

主诉: 咳嗽 2 月余。

病史及症候: 曾因感冒导致咳嗽反复发作 2 年。此次因感冒引起咳嗽 2 月余, 医院诊断为 "喘息性气管炎"。频繁就诊于中西医门诊, 服用药物种类繁多, 效果均不佳。刻下症: 面白瘦削, 唇色淡, 双目下胞青色, 四肢肌肉软, 手足凉汗, 大便较细, 不连续。舌淡, 舌尖红。

经络诊察: 手太阴经结节、结块较多, 阳明经虚陷。

辨经: 病在太阴经, 属虚证。

选经: 督脉、太阴经、阳明经。

选穴: 针尺泽、列缺、身柱、肺俞、大椎。

二诊 (11 月 6 日): 病症稍减, 太阴经结块未见明显变化, 针尺泽、阴陵泉、列缺、足三里。

三诊 (11 月 10 日): 咳症减轻, 手脚汗出减少, 食欲不佳, 胃肠积滞, 大便两三日一行。针尺泽、阴陵泉、列缺、曲池、足三里、上巨虚。

四诊 (11 月 13 日): 咳症继减, 手脚转温, 食欲仍然不好。察手太阴经络异常显著减少, 尺泽处仍有结块, 背部督脉第 3-4 胸椎之间压痛明显, 经揉法治疗出现紫黑瘀印。针曲池、足三里、尺泽、列缺, 点刺肺俞、身柱 (加灸)。

五诊 (11 月 17 日): 咳嗽轻微, 太阴经异常已不明显, 阳明经虚陷稍有好转, 转以健脾胃为主要治疗方向。太白、太渊针加灸, 针手、足三里。

此症后期持续治疗 2 个月, 患儿食欲转佳, 面色转佳。察经: 太阴经明显顺畅, 阳明经手三里处空虚感消除。

停止治疗后 2 年中, 因偶感风寒来诊治, 一两次即愈, 身体正气逐渐强壮, 咳症未再复发。

  注: 此案与案 1 老先生为祖孙俩, 一同患病, 症状相同。经络诊察发现有很大不同, 爷爷肌肉满壮, 太阴、阳明经脉异常明显, 结块较多, 孩子的经脉明显呈现虚象, 尤其是阳明经有空陷感。治疗时两人针感的差别也很大, 孩子针感不如爷爷, 疗效亦不如爷爷明显。从这两个案例可知患者的正气是影响疗效的关键因素。

案 6：韩某，女，8 岁。

初诊日期：2016 年 11 月 20 日。

主诉：咳嗽 1 周。

病史及症候：患者 1 周前外感后出现鼻塞、流涕，后感冒症状消退，遗留咳嗽未愈。夜间咳嗽严重，影响睡眠。刻下症：面色红润，营养良好，咳声粗重，喉中痰鸣，大便干，一日一行。舌红较干，苔薄白。

经络诊察：手太阴经、手阳明经、足阳明经异常。

辨经：病在太阴经、阳明经。

选经：阳明经为主，太阴经为辅。

选穴：针尺泽、列缺、曲池、丰隆、合谷，点刺身柱。

二诊（11 月 23 日）：咳声减轻，大便一日未行。针尺泽、列缺、曲池、丰隆、上巨虚、下巨虚，点刺身柱。

二诊治疗后咳嗽症状完全消失。

案 7：杨某，男，8 岁。

初诊日期：2017 年 11 月 6 日。

主诉：咳嗽 1 周。

病史及症候：患儿 3 岁时开始出现过敏性哮喘，经常因感冒引发咳嗽，后经过中西医治疗哮喘好转。本次因感冒引起咳嗽 1 周，夜间尤甚，咳吐黄痰，服各种止咳药疗效不佳，影响睡眠，家长怕引发哮喘旧疾，转求针灸治疗。刻下症：营养中等，形体偏瘦，肌肤粗糙偏干，面色黄。咳声剧烈，喉中有痰鸣，大便略干，舌红，苔腻。

经络诊察：手太阴经、手足阳明经异常明显，后背、手足心热（皮肤摸之微热不润）。

辨经：病在太阴经、阳明经。

选经：太阴经、阳明经。

选穴：点刺身柱、至阳、肺俞，针曲池、足三里、尺泽、列缺。

二诊（11 月 9 日）：一诊后当天夜间已不咳，安睡一夜。舌红，苔干净，说明痰热已消退，继续调畅阳明气机，针曲池、足三里、尺泽。

二诊后咳症痊愈，停止治疗。

注：本案根据辨经，先除痰热实证之扰，以宣散太阴经和通畅阳明经为选经配穴依据，同时在督脉上背部及肺俞宣散气机郁结。患儿喘疾病机并未涉及，待后再图久治。

针灸治疗咳嗽讨论

咳嗽是临床难治之症，如果辨经准确，针灸治疗效果非常突出，不仅新咳可速效，久治不愈的咳嗽也能得到明显缓解。

针灸治疗的关键点有三：

第一，仔细辨经。咳嗽属肺系病变，多为上焦肺系受邪，使太阴布散水湿功能受阻，气道不利而发，所以病经主要在太阴经及其表里经阳明经。由于患者体质及病邪传变的影响，病变经脉又不仅局限于手太阴经，尤其是病程迁延日久的咳疾，往往会牵连到厥阴经（病案详见第四章），在任、督二脉也能发现有明显的气机郁结征象，任脉多在膻中至璇玑一段，督脉多在胸3至胸7一段。此处用撩法多可出现紫黑色瘀印，表明气血瘀结的病机，见图1-1。

扫码看视频

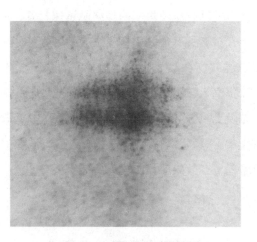

图1-1　督脉撩法现紫瘀

第二，辨清虚实。虚实是指经络气化状态的强弱，也在于邪实是否突出。如案7患儿素有喘疾，太阴经运化能力弱，经络诊察可见太阴经尺泽处有较深硬结（说明太阴气机郁结阻碍时间较长），阳明经较松软，可见散在结块（说明阳明虚象，兼有气机郁滞），患儿肌肤粗糙、面色萎黄、便干、舌苔厚腻，与主症咳嗽剧烈、喉中痰鸣形成脾胃气虚，痰热内结的症候结构。本案还有手足心、后背热的病症，属于内热郁结，肺失宣散的病理征象。可见此病病机属太阴宣散无力，阳明失其宣降，痰浊郁结肺系，为虚实夹杂之症。

第三，选穴精准。太阴咳嗽，主要选择太阴经、阳明经治疗，提升太阴经布化水湿的功能，经典配穴有尺泽、阴陵泉、列缺、孔最、中脘、丰隆等，选择这些腧穴可以显著改善太阴经、阳明经气化状态，咳嗽初起的患者可快速获得显效。久咳之患，胸膈气机郁结较深，痰气交阻，不易布化。所以还需要取穴精准，针感明显，否则虽然辨经正确，治疗也容易失败。这里重点讨论两个腧穴：丰隆、身柱。

1. 丰隆：足阳明经络穴，具有很强的化痰功效。原理就是络穴可使本经经气远达于络，布化至本经各络脉分支，使气血在其络脉中运行通畅，还可以联络表里经，使太阴气机在此与阳明经相交换。丰隆穴处于足阳明经多条分支别出之所，针感多呈扇形沿足背传到2、3、4趾。丰隆穴针感与患者的气血状态有关，如案1老者身体盛壮，阳明经肌肉结实，甚至出现爆炸样的针感，而这一强烈的针感也使得阳明经络脉迅速打开，取得行气化痰的迅捷功效，因此丰隆穴对于具有痰浊阻塞气道导致的实性咳嗽疗效突出。

2. 身柱：督脉腧穴，在第3-4胸椎棘突间。久咳不愈的患者往往可以在此摸到骨节缝隙狭窄、软组织增厚感，以手按压比较敏感。说明此处腧穴气血转输障碍，成人以1.5寸毫针刺入0.8～1.0寸（儿童则以出现针感为度，也可用揲法代替），随阻滞程度的不同可出现上下左右不同方向的感传。感传强烈、传导路程长，效果明显，没有感传则无效。

面部过敏案（5例）

案1：张某，女，46岁。

初诊日期：2018年7月23日。

主诉：面部过敏红痒 5 天。

病史及症候：因吃辛辣食物，面部反复过敏 2 月余，过敏症状通常持续 7 到 10 天才能平复。素体脾胃消化功能较弱，有贫血病史（血红蛋白数值不详）。近 3 个月在吃中药调理月经，此前有便秘。刻下症：面部、鼻部红痒起疹，大便前段不成形。

经络诊察：手太阳经、手阳明经、足太阴经、足阳明经、督脉异常，手心热，脚凉。

辨经：病在太阴经、阳明经。

选经：太阴经、阳明经。

选穴：针身柱、神道、至阳及双侧膈俞、肝俞、脾俞、尺泽、阴陵泉、曲池、足三里、下巨虚、内庭，双侧商阳和厉兑放血。

二诊（7 月 26 日）：针后面部红疹当天即消退大半，第二天上午又出红疹，下午消退，未再复发。治疗继续以调理脾胃功能为主，上方去内庭、商阳、厉兑，加三阴交、建里。

三诊—五诊（7 月 29 日—8 月 5 日）：过敏症状较平稳，以调理太阴经、阳明经运化通降功能为主，针尺泽、阴陵泉、曲池、足三里、上巨虚、下巨虚、建里。隔 3 天针灸治疗一次。

六诊（8 月 16 日）：因饮食辛辣面部又出现过敏症状 1 周，脉洪数有力，舌暗微紫。察经：厥阴经、阳明经、太阴经异常。针曲池、尺泽、足三里、四关、陷谷。

1 周后电告，针后当天红疹顿消，未再反复，脾胃消化功能明显增强。后停诊回家休养。

案 2：朱某，女，36 岁。

初诊日期：2017 年 8 月 10 日。

主诉：面部反复过敏 1 年余，近期频发，且症状加重。

病史及症候：患者近 1 年来反复出现面部过敏，颜面、颈部出现红疹。近期过敏症状发作频繁，除了面部之外，全身各处均见红疹。刻下症：面部红疹与色素沉着掺杂，全身皮肤粗糙，散在红疹无光泽。舌红、苔厚，脉沉。

经络诊察：手太阴经尺泽处结块较大。

辨经：病在太阴经、阳明经。

选经：太阴经、阳明经。

选穴：针合谷、曲池、足三里、尺泽、阴陵泉。

二诊（8月17日）：症状明显好转。1周内因吃海鲜后过敏发作一次，但仅限于面部，症状较轻。近些天睡眠质量不好，察经：手少阴经神门至通里处酸痛。

针尺泽、曲池、神门、复溜、阴陵泉、足三里。

三诊（8月24日）：自觉过敏症状已经非常轻微，睡眠亦佳。转求治月经不调（方略）。

半年后随访，过敏症状已经明显好转，只要注意饮食，基本未再发作。

案3：许某，女，35岁。

初诊日期：2017年10月12日。

主诉：面部反复过敏起脓疱，连及颈部和前胸部散发脓疱疹1月余。

病史及症候：产后1年余，自觉体虚。近1个月来，面部反复过敏起脓疱，颈部和前胸散发。刻下症：面部口周及颈部红疹，食欲较差，乏力。舌淡暗，脉沉细弱，右关尤弱。

经络诊察：手足太阴经、阳明经异常。四肢不温，肌肉松软。

辨经：病在太阴经、阳明经。

选经：太阴经、阳明经。

选穴：针尺泽、阴陵泉、手三里、足三里、太白、太渊、太溪。

二诊（10月19日）：一诊后自觉手足转温，尤其是双足，因常年冰凉，针后感觉足部温暖舒适，乏力感明显减轻。睡眠差（孩子小，休息不好）。

察太阴经、阳明经异常转轻，少阴经异常。针尺泽、少海、神门、太溪、手足三里、太渊、太白。

随访：1个月后回复，面部过敏病症基本痊愈。

案4：许某，女，30岁。

初诊日期：2018年3月4日。

主诉：面部过敏脓肿5天。

病史及症候：面部反复过敏5年余，反复起脓疱、痤疮。10天前开始服中药治疗面部痤疮，5天后出现严重皮疹，甚至出脓疱破溃。面部、颈部、胸腹部、后背均有散发。肚脐以下未见。去协和医院皮肤科行激素治疗，并取耳后淋巴结活检做病理化验（结果未见异常）。刻下症：面部红肿发热，两颊部呈紫色。颈部前胸有红疹散发，大便不调，黏腻不爽，周身皮肤粗糙。近几年月经量明显变少，颜色黑，有瘀块，舌质红，薄腻苔，脉数。

经络诊察：手阳明经、足阳明经、手太阴经、足太阴经异常。背部督脉异常。

辨经：病在阳明经。

选经：阳明经、督脉。

选穴：针四关及双侧尺泽、曲池、足三里、上巨虚、内庭，双侧厉兑、商阳放血，点刺至阳及双侧肺俞、膈俞。

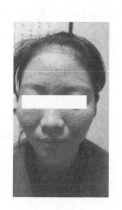 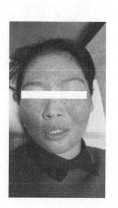 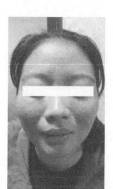

扫码看彩图

3月4日治疗前　　　3月4日针灸10分钟后　　　3月11日

图1-2　患者治疗前后照片对比

针后10分钟，患者感觉面部烧灼感明显减退，观察发现面部红色转淡，甚至皮损部位都有明显愈合（图1-2）。

二诊（3月6日）：面部红疹明显消退，皮损明显愈合。面部温度恢复正常，颜色转淡。饮食、睡眠可，大便不爽，便秘时发。舌淡胖，苔厚腻，脉弦滑。针灸处方同上。

三诊（3月11日）：皮损区继续愈合，基本如常。大便转顺畅。嘱勿食辛辣刺激等物，起居规律，善后调养。针灸处方同前。

四诊（3月14日）：病症出现反复，右侧面颊出现三角形的一皮损区，色殷红如出血。述昨日因琐事与家人争执，今晨起发现病症复发。察经：足厥阴经、手厥阴经有明显硬块。舌红、脉弦。针合谷、太冲、曲泽、曲泉、蠡沟、至阳、曲池、足三里。

五诊（3月18日）：病症减轻，考虑病人血中余热未除，存于太阴经、阳明经之湿热病机尚未解决。选太阴经、阳明经继续调理，以恢复经气营运。针手足三里、血海、三阴交。

六诊—九诊（3月21日—4月1日）：患者面部皮疹持续好转，以手足三里、血海、三阴交为主方，加面部迎香、四白、丝竹空等穴针灸半个月。每周针灸2次。

十诊（4月5日）：患者面部及周身皮损已恢复，皮肤呈现光滑细腻之态。月经量较之前有明显增多，并通畅。出现手足抖动，嘱其去医院做甲状腺功能检查，结果正常。考虑患者一直未完全停止服用激素，使用激素已超出20天。建议其逐渐停用激素。针曲泽、曲泉、曲池、足三里、血海、三阴交、尺泽、阴陵泉。

十一诊（4月7日）：激素已完全停用。面部及周身皮疹出现激素停用后反跳性反复，察厥阴经、少阳经异常明显。针外关、足临泣、至阳、曲泽、曲泉、曲池、足三里、血海。

十二诊—十五诊（4月12日—5月3日）：根据每次面部及周身皮疹发作情况以及经络诊察发现，交替调整少阳经、厥阴经与太阴经、阳明经两组经脉循环。

处方1：曲池、足三里、血海、三阴交、尺泽、阴陵泉。

处方2：外关、足临泣、曲泽、曲泉、蠡沟、太冲。

配合针头面部迎香、印堂、承浆，背部肺俞、肝俞、至阳、筋缩。

1个月后面部及全身皮疹消退，皮肤恢复如常，患者反馈不会再因劳累、饮食、月经、情绪出现皮疹复发。

6个月后随访，面部皮疹未再复发，属临床痊愈。

案5：费某，女，42岁。

初诊日期：2016年10月9日。

主诉：面部过敏1天。

病史及症候：1天前患者服中药汤剂后，夜间出现全身红疹，瘙痒难忍，随后去医院急诊救治。刻下症：输液后瘙痒缓解，但面部仍遗留有红疹，余未有明显不适。舌尖红，苔厚腻，脉沉弦。

经络诊察：手太阴经、足太阴经、阳明经异常。左侧足太阴经地机处有一紫色血络斜行于足太阴中段。

辨经：病在太阴经、阳明经。

选经：太阴经、阳明经。

选穴：尺泽、阴陵泉、曲池、足三里，左侧地机处瘀络放血（图1-3）。

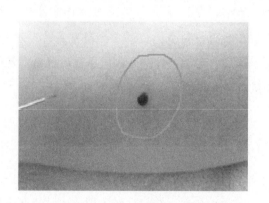

扫码看彩图

图1-3　左侧足太阴经地机处紫色血络放血

针后面部热感即减退，4小时后反馈面部红疹完全褪去，舌象亦开始变化，第二日厚腻苔几乎消退（图1-4），舌淡红，脉平。全身及面部红疹未再复发。

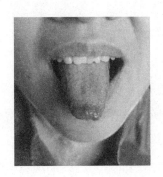 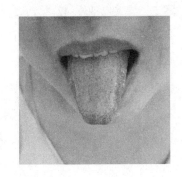

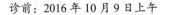

诊前：2016 年 10 月 9 日上午　　　　诊后：2016 年 10 月 10 日上午

图 1-4　患者诊疗前后舌象对比

注：《灵枢·刺节真邪》云："一经上实而下虚而不通者，此必有横络盛加于大经，令之不通。"本案在察经时发现一条暗紫色瘀络斜行于足太阴中段经脉路线上，针左侧阴陵泉时，针感一直不能下传，地机附近血络放血之后，针感立即传导至足。说明横行于经脉之上的血络确能阻碍经脉气血的正常运行。

针灸治疗面部过敏案例分析

面部过敏病症临床时常见到，多由于食物或者接触空气中异物引发。此类病案从经络医学理论分析，综合症候表现、舌脉与察经发现，可以辨别为太阴经化湿不利，中焦湿浊阻滞阳明经熏蒸于面部。主要依据有两点：一是经络诊察常可在手足太阴或阳明经发现明显的异常，二是患者常伴随消化不良、腹胀、便秘、舌苔厚腻等脾胃运化障碍。经过针灸调整太阴、阳明经气机，可以快速缓解患者的过敏状态，同时其他伴随病症和体征也随之发生变化。本节选录的 5 个案例均符合以上特征。本病治疗时以太阴、阳明经为主要调整经脉，配穴则多以合穴为主，根据病情与经脉状态配合井穴（阳明热盛）、郄穴（气机郁结）、原穴、背俞穴（气虚）。

案 4 在 5 位患者中是比较严重的。病症反复发作四五年，治疗手段也比较多，包括应用各种外用、内服药物，导致病情变得比较复杂。本案的关键在于辨经，首诊察经发现患者异常最为突出的经脉集中于手足阳明经。结合患者面部紫红、发热、平素喜食辛辣、大便不顺畅的症候特点辨别病在阳明经，选阳明经合穴曲池、足三里调畅气机，快速起效。如此严重的过敏，针灸治疗获效之迅捷，也给了医患双方很大信心。但由于疾病症状爆发程度严重，针灸治疗前患者已经开始使用激素抗过敏，在停用激素之后，病情多次反复。四诊时因生气过敏复发，察经发现足厥阴经、手厥阴经有明显硬块，结合舌红、脉弦的症候特点，辨经为厥阴郁结，以合谷、太冲、曲泽、曲泉、蠡沟配合太阴阳明经穴治疗，快速缓解症状。本案治疗持续时间约半年，1 年后随访，患者全身肌肤的细腻及光泽度都发生了明显变化，未再发生如前的严重过敏反应。

可见阳明经在皮肤病的治疗中值得重视。阳明经为三阳之里，专主胃肠水谷之气的腐化、糟粕浊气的传导排泄。同时还具有维养胃气温煦肌肤的功能。临床很多胃肠积滞的患者都存在皮肤粗糙的现象，甚至很多幼儿便秘患者，皮肤也经常出现丘疹，摸之碍手，通过改善阳明经气化功能，在胃肠代谢功能改善的同时，肌肤润滑度和光泽度的改善常常出人意料。这更能从临床实证的维度反映出阳明经内可维养胃气，外能温煦肌肤的生理机能。

口角流涎案（1 例）

王某，男，86 岁。

初诊日期：2016 年 8 月 5 日。

主诉：口角流涎 1 月余。

病史与症候：无明显原因出现左侧口角流涎 1 月余。嘴角经常湿润需要用纸巾擦拭，躺着时更严重。刻下症：左侧口角流涎，无四肢麻痹无力、头昏、呛水等不适感。饮食二便均调，食后稍觉腹胀，睡眠佳。舌红苔厚腻，中间有裂纹，脉有力。

经络诊察：左侧手阳明经偏历处有明显僵硬感，左侧足阳明经亦有一段硬结。胃脘部胀满，中脘、上脘有压痛。

辨经：病在阳明经，属阳明虚证。

选经：取阳明经治疗。

选穴：左侧偏历、合谷（加灸）。

针偏历穴时，病人感觉有闪电状串麻感上下闪动数次。

二诊（8月8日）：一诊后口角湿润症立除。复针左侧偏历，未出现上次针感。

三诊（8月11日）：二诊后口角湿润流涎症复发。仔细寻找左偏历处硬结，针下四五分再次出现麻串感，症状又消。

后未再治疗，随访2年一直未再发作。

【医案分析】本案主症为单侧口角流涎，患者年纪较大，首先需要排除中风先兆的可能性。通过问诊，未发现肢麻无力、头昏、喝水呛等不适感。伸舌居中，血压不高。综合四诊检查基本可以排除中风可能。根据经络诊察发现患侧手足阳明经比较僵硬，弹性较差，与症候结构综合分析，可以诊断为口角不收，属于阳明虚证。取阳明经原穴合谷温针灸，温阳益气。偏历为阳明经络穴，具有化浊通络，改善阳明经代谢的作用。本案所表现出的偏历穴性让人深思。腧穴结构在病症状态与正常状态是有区别的，当找到特殊结构特征时，可以出现非常特殊的针感传导，同时也激活了腧穴的气化状态。让人费解的是，本案在一诊奏效之后，二诊未能探得腧穴结构，不但没有获得闪电状的感传，而且还关闭了腧穴的气化调节机关，使得已经取得的疗效消失，这其中一定有深奥的机理有待研究。

便秘案（2例）

案1：吴某，女，53岁。

初诊日期：2017年6月20日。

主诉：习惯性便秘多年。

病史及症候：习惯性便秘多年，口气重，无其他不适。刻下症：便秘，3天未行。饮食可，眠佳，舌红苔薄，中间有裂纹。脉滑有力。

经络诊察：足阳明经异常。上巨虚处有明显的横络，脐两侧较硬。

辨经：病在足阳明经。

选经：调理阳明经、任脉。

选穴：手三里、足三里、上巨虚、下脘、天枢。

二诊（6月23日）：便秘症状未见缓解。察经：上巨虚处横络未消。口干明显。一诊穴方加尺泽、三阴交。

三诊（6月27日）：便秘症有所改善，家人感觉其口气明显减轻，口干减轻。治疗同二诊处方。

四诊（6月30日）：大便略干，一日一行。察经：阳明经较粗的横络较之前明显变细，腹部柔软。继续调理太阴经、阳明经，针手三里、足三里、上巨虚。

诊后1周大便基本通畅，一日一行。随访2个月，大便已正常。

案2：于某，女，36岁。

初诊日期：2016年9月13日。

主诉：便秘半年余。

病史及症候：产后1年，因怕风、头昏等症来诊，上症消除后求诊"便秘"。刻下症：面白神疲，大便不畅，两三天一行，虽有便意而临厕努挣乏力，汗出气短，舌淡苔白，脉弱。

经络诊察：太阴经、阳明经异常，阳明经呈虚象。

辨经：病在太阴经、阳明经。

选经：太阴经、阳明经。

选穴：针太渊、太白、天枢、手三里、足三里、上巨虚。

二诊（9月16日）：大便较前有力，排便顺畅，舌淡红，脉较之前有力。上方去天枢，加针尺泽、阴陵泉。

三诊（9月19日）：症状明显消减。针手三里、足三里、尺泽、阴陵泉。

四诊（9月23日）：大便基本顺畅，阳明经较松软，手三里处凹陷已消失。针手三里、足三里，灸关元善后。

后期随访，患者如厕较之前有显著改善，气虚汗出症状未再反复，偶遇疲惫之时，自行艾灸关元、手三里、足三里调理，病症未再反复。

【医案分析】两案均为太阴阳明经便秘，但病机不同，分属虚实两类。

案 1 属实，经络诊察可见肌肉满壮，面色红润，舌红苔腻。"实则阳明"，故以手三里、足三里、上巨虚配合募穴下脘、天枢调畅肠腑胃脘气机，使蕴积于肠胃间浊气得以通降排出，二诊即现明显效果，四诊告愈。

案 2 属于气虚便秘，经络诊察手足阳明经松软塌陷，肌张力弱，患者素体脾虚，复加产后伤气，气血不足，症候结构以便秘 + 虚责努挣 + 气虚汗出为特点，辨为"太阴虚"病机。以"虚则太阴"为选经原则，取太渊、太白补益太阴元气，使运化有力，清气得升，手三里、足三里温养阳明，中脘、上巨虚调畅阳明气机，3 次治疗即获得满意疗效。

咽肿痛案（1 例）

许某，女，38 岁。

初诊日期：2018 年 1 月 23 日。

主诉：咽痛 1 周。

病史及症候：因吃辛辣食物较多，咽痛 1 周，右侧尤甚，咽吐沫都困难，吃头孢、蓝芩颗粒等药无效。近因工作上的事情，与上司生气。刻下见：咽痛，大便干，舌红，苔薄，脉弦数。

经络诊察：手、足阳明经异常。督脉颈 4-5 椎间隙压痛。

辨经：病在阳明经。

选经：阳明经、督脉。

选穴：商阳、厉兑放血。

放血后左侧咽痛减轻一半，右侧减轻少许。颈 4-5 椎间隙揲法出痧，痧毒在右侧（图 1-5），右侧咽痛顿减。

扫码看彩图

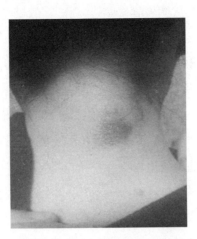

图1-5　颈4-5椎间隙撬法出痧

【医案分析】十二经循行联系咽部的经脉甚多，太阴阳明经、少阴太阳经、厥阴少阳经气化异常均可引起咽痛，临床又以太阴阳明经居多。具体需结合症候结构先辨虚实和累及的经脉，再选经治疗。本案属病症初起，咽肿痛，结合饮食情况及舌脉表现，为火毒炽盛实证，通过察经发现手足阳明经缝隙饱满，井穴刺痛明显，根据"实则阳明"的原则，选阳明经商阳、厉兑放血，出血色鲜红，佐证实热壅盛。放血后左侧咽部痛减，右侧缓解不明显，仔细检查，在督脉4-5颈椎间隙处发现明显压痛，遂在此处行撬法，出痧位置偏右与病症十分吻合，随后右侧咽痛顿减。在经络诊察指导下，本案治疗思路简洁，精准速效。

鼻炎案（7例）

案1：巴某，男，7岁。

初诊日期：2017年10月8日。

主诉：过敏性鼻炎4年，近1年加重。

病史及症候：出生时体重较轻，喜静少动，嗜好读书，体质弱易感冒。

刻下症：面色㿠白，鼻塞不同，纳谷不馨，舌淡红，脉细弱。

经络诊察：手、足太阴经异常。

辨经：病在太阴经、阳明经。

选经：太阴经、阳明经、太阳经。

选穴：针尺泽、阴陵泉、手三里、足三里、通天，配合背部捏脊。

二诊（10月15日）：食欲明显改善，治疗同前诊。

三诊（10月22日）：鼻塞症状已明显缓解，食欲转佳，经常感觉饿，主动要吃的（过去需要家长追着喂）。一诊方加迎香。

四诊、五诊（10月29日—11月6日）：鼻塞症状持续缓解，改用经络推拿治疗。方法：手太阴经太渊至尺泽循推点揉3～5分钟，手阳明经合谷至曲池循推点揉3～5分钟，足太阴经点揉阴陵泉，足阳明经点揉足三里、上巨虚、下巨虚，并教给家长配合做保健调理善后。

时值寒露节气，天气转凉，往年此时孩子鼻炎开始严重，经过5次治疗，鼻炎一直未再发作，治疗停止，嘱咐家长继续为孩子捏脊，锻炼，注意饮食调护。

随访：冬天未再出现鼻炎反复，偶尔感冒也很快痊愈。

> **注：** 本案在三诊时病症基本已消，孩子母亲描述了一个特殊的变化，就是孩子吃完带鱼后头发身上闻不到带鱼味儿了。而之前很长时间只要吃完带鱼，身上、头发上会发出带鱼味儿，持续多日。这是一个比较有趣的个体现象，说明孩子太阴经运化能力不足，所以食用鱼腥之物，因太阴布散化解无力，气味通过皮肤毛发散发，多日不消。通过调整太阴经气化，机体行气运化能力得以加强，鱼腥味儿自然闻不到了。

案2：吴某，男，9岁

初诊日期：2017年9月17日。

主诉：过敏性鼻炎3年，近1年加重。

病史及症候：自小体质偏弱，易感冒。刻下症：面色偏白，皮肤干燥，肌肉软，饮食、睡眠可，大便不成形，舌淡，苔厚白。

经络诊察：太阴经、阳明经异常。

辨经：病在太阴经、阳明经。

选经：取太阴经、阳明经。

选穴：针尺泽、阴陵泉、手三里、足三里、通天、丰隆。

二诊（9月24日）：病症未见明显变化。察经同前，治疗采用一诊方加开四关。

三诊（10月8日）：二诊后鼻塞病症明显好转。因十一假期中断治疗，后出现反复感冒。就诊时鼻塞、流清涕。灸大椎，针四关、尺泽、阴陵泉，起针后鼻塞症状消失。

三诊后患者鼻塞症状未再反复，食欲转佳，舌苔已消退。家长述孩子自小有遗尿一症，要求改治遗尿一症，病案另述。

3个月后随访，症状未见反复。

案3：汪某，女，15岁。

初诊日期：2017年7月5日。

主诉：过敏性鼻炎10余年，加重3年，近半年荨麻疹反复发作。

病史及症候：患者自小容易感冒，感冒后喷嚏流涕症状持续多日。3年前感冒之后鼻塞症状严重，后迁延难愈，每月都会发作一次，每次持续约2周。半年前开始反复出现荨麻疹，每周发作三四次。饮食清淡，不爱吃肉和辛辣刺激物，大便干，每日1次。月经周期不准，经常三四月一行。寒暑假期间，学习不紧张时月经比较规律，但是开学就会周期延迟。刻下症：鼻塞，流涕，鼻音较重。饮食、二便调，眠可，舌淡红，苔白，脉沉细弱。

经络诊察：手足太阴经、手足阳明经、足太阳经异常。

辨经：病在太阴经、阳明经。

选经：太阴经、阳明经为主，太阳经配合治疗。

选穴：尺泽、阴陵泉、曲池、上巨虚、通天。

二诊（7月8日）：治疗后，荨麻疹1周内发作一两次，程度已减轻。大便正常，日一行。流鼻涕一两天。针尺泽、阴陵泉、曲池、足三里、三阴交、四关、通天。

三诊（7月11日）：治疗后，荨麻疹1周内仅昨日发作一次，左臂小块发作。治疗同前。

四诊—六诊（7月15日—22日）：两周未再出现荨麻疹发作，鼻流清涕时有发生，但很快即止。期间月经来潮，量色较正常。针四关、手三里、足三里、太白、尺泽、阴陵泉。

七诊—九诊（7月25日—8月3日）：近半月余荨麻疹未发，诸症均消。察经：手足太阴经结块基本消失，阳明经紧张度降低，缝隙较治疗之前清晰许多。针尺泽、阴陵泉、手三里、足三里，患者太阴运化能力较弱，加灸太白。

十诊：症状稳定未反复。上方善后。

治疗10次后，荨麻疹症状已未再反复，1个月内鼻流清涕仅发作一次，且在一两天内消除。疗效稳定停止治疗，后嘱在节气交变之时复诊，两个月后彻底结束治疗。

1年后其母陪同其他病人来诊时，告知孩子病症已好，一个冬天没有感冒。体质有明显改善。

【医案分析】以上三例病案为儿童过敏性鼻炎，儿童鼻炎在近年呈临床高发态势，属儿科常见病症。与成人过敏性鼻炎相比，经络诊察所见经脉异常基本相同，不同之处在于孩子经脉异常程度普遍较轻，多为结块、肌肉松软、缝隙饱满等经络异常，结节、结络较少。例如案3女孩，自3岁开始发病，病症表现非常重，但是与成人鼻炎患者的经脉异常相比也仍然较轻，尺泽、阴陵泉处结块较大，但用手按压比较松软，手足阳明经前臂部缝隙比较饱满，但是经过治疗很快可以消散，这些经络反应与儿童病史较短、脏腑经络气机单纯有关，随着经络状态的改善，症状立刻缓解。所以儿童鼻炎治疗病程较短，一般病症两三诊基本消除病症，病程长者一个疗程也能基本痊愈，预后好，不易反复，具有很高的推广价值。

案4：黄某，男，36岁。

初诊日期：2015年3月12日。

主诉：鼻塞不通19年。

病史及症候：自述19年前鼻炎第一次发作由感冒引起，之后逐年加重，近五六年几乎常年发作，主要以鼻塞、流浊涕、喷嚏连连为表现，夜间鼻塞严重需张口呼吸。平时用冲洗药每日清洗鼻孔，每次通鼻效果仅能持续两三个小时。医院检查：鼻中隔弯曲，鼻黏膜肿胀。刻下症：饮食如常，大便不成形，且黏腻。舌红少津，脉沉弦。

经络诊察：手太阴经（尺泽硬结较大）、足太阴经缝隙较大，松软。阳明经异常（足阳明经僵硬）。

辨经：病在太阴经，虚象。

选经：太阴经。

选穴：尺泽、阴陵泉、经渠、商丘。

二诊（3月19日）：病症未见明显缓解。察经：足太阳头部通天穴处明显硬结，鼻翼两侧迎香穴亦有小结节。

针尺泽、阴陵泉、通天、风池、孔最、迎香。

三诊（3月26日）：鼻塞症状减轻，自己揉按尺泽等穴，鼻腔可自行通畅。洗鼻药水疗效可持续五六个小时。

针上星、印堂、迎香、尺泽、阴陵泉。

四诊（4月3日）：病症明显缓解，鼻腔通畅可延续至晚上。

针尺泽、阴陵泉、合谷、曲池、通天、迎香，点刺大椎、囟会。

五诊（4月17日）：诸症明显减轻，大便仍不成形。考虑太阴经虚象，配合补益治法，健脾益肺。

点刺大椎、囟会、印堂、迎香，针尺泽、阴陵泉、太渊、太白。

六诊（4月23日）：鼻塞感已经明显减轻，洗鼻后轻松感已延长到20小时左右。近两日右侧足太阳经络却处起了一个小枣大小的包块。触之疼痛，按压后鼻塞感继续减轻。

七诊（5月5日）："五一"节日期间外出吹空调，并饮酒，鼻塞严重。手阳明经异常，大便溏。

点刺大椎、上星、印堂、迎香，针尺泽、阴陵泉、太白、足三里、偏历、陷谷。

八诊（5月12日）：上诊后症状持续减轻，继续调整太阴经、阳明经、太阳经，针尺泽、阴陵泉、太白、足三里，灸大椎。

患者经过8次治疗，鼻塞喷嚏等鼻炎症状基本消失，偶有发作，一两天即可缓解。嘱控制饮酒及辛辣厚味，停止治疗。

随访1年，偶有感冒或饮酒过多时会出现鼻塞，平时未再出现，夜间睡眠质量转佳。

【医案分析】本案是笔者跟随王居易老师学习经络医学理论之后接诊的第一例过敏性鼻炎患者，当时认识尚不清晰，且本案病程较长，笔者对治疗效果并无信心，首次诊治即受挫，所幸得老师亲自指导，经过再次仔细诊察对病症掌握更加全面细致，终获成效。一诊时笔者察经发现手足太阴经明显异常，结合患者喜好喝酒，分析本案系饮酒伤及脾胃气机，酿成湿浊，进一步阻碍太阴经气机，导致鼻窍涕浊壅塞。故以调整太阴经为主要治疗经脉，但一诊治疗未获疗效。主要原因在于单选太阴经行气化湿辟浊的作用不足，需配合阳明经降浊行气，同时鼻窍受阻一般都与感受寒湿有关，足太阳经卫阳功能衰退也是重要病机，选取督脉、太阳经可增强阳气行气功能，大椎宣发卫阳，通天可以宣通瘀滞，再对鼻窍壅塞的局部进行治疗，19年病程的鼻炎终获佳效，笔者对经络医学理论的临床应用有了更深的体会。

案 5：徐某，男，49 岁。

初诊日期：2016 年 3 月 20 日。

主诉：过敏性鼻炎 13 年。

病史及症候：2003 年外伤导致鼻骨骨折，鼻黏膜受损。后遇冷空气则鼻流清涕，口服多种药物效果不明显。刻下症：鼻流清水状鼻涕，量多，面色㿠白，饮食尚可，大便溏薄，睡眠差，夜精昼困，舌淡，脉沉。

经络诊察：太阴经、阳明经明显异常。足太阳经、少阴经亦发现异常反应。

辨经：病在太阴经、阳明经，兼太阳经

选经：太阴经、阳明经、督脉、太阳经。

选穴：点刺并艾灸大椎 15 分钟，针尺泽、阴陵泉、太渊、太白、手三里、足三里、通天、迎香、复溜。

二诊（3 月 23 日）：前诊效果显著，治疗后 3 天都未出现鼻塞流涕症状，自述疗效如同"贴封条"，今早前症复又出现。察太阴经、阳明经异常已有明显改善，说明针灸治疗已经改善病经经络状态。处方同前，继续治疗。

三诊（3 月 30 日）：症状继续缓解，且 1 周未复发。前方去太渊、太白。并嘱 1 周治疗 1 次。

四诊（4月7日）：疗效稳定，感觉精神较好，白天已不太疲乏，睡眠欠佳。

针尺泽、阴陵泉、手三里、足三里、通天、迎香、经渠、复溜。（方中增加经金穴经渠、复溜，取金水相生之意）

五诊（4月14日）：鼻部病症基本解除，希望改治右侧腰腿疼痛。

察经：右侧顶结节压痛，右侧胆经路线肌肉僵硬。针顶结节、右侧环跳、阳陵泉。起针后腰痛明显缓解。

六诊（4月16日）：述前次治疗之后，腰痛改善。但鼻流清涕复发，感觉之前"贴的封条"被撕掉，鼻流清涕症状回复到未治疗状态！

察经：督脉大椎寒凉。足太阳通天穴压痛明显。后经询问得知上次治疗后洗澡感觉受寒。艾灸大椎20分钟，针手三里、足三里、通天、迎香。

七诊（4月21日）：上诊治疗后当天鼻流清涕症状即消失。灸大椎，针手足三里、合谷。嘱患者因其属阳虚体质，注意避风寒，感寒后可让家人艾灸大椎固护阳气防止病情反复。

【医案分析】此案病症的反复现象令人百思不解，前述口角流涎案及笔者多年前治过的一例85岁前列腺增生案例亦曾出现过类似现象，回忆当时案例一诊取中极、三阴交取得显效，患者夜尿次数从五六次减少到两三次，疗效持续1周。二诊时继续原方针灸巩固，结果针后当晚夜尿频繁，疗效顿失。出现这类病症反复的原因，笔者分析可能有以下三点：一是在治疗过程中对患者病症的变化未能精准对接，病机已有变化，却依然按照原方进行治疗，干扰了经络平衡的稳定性；二是经过治疗，病症虽然缓解，但内在病机尚未解除，没有持续进行巩固治疗，却改变针灸处方，使前症复发；三是对重点腧穴的结构未能熟练掌握，不仅未能出现前次的疗效，反而干扰之前已经趋于平衡的经络状态，使病症复发。

关于腧穴的"开关"效应，笔者曾与王居易教授探讨过多次，老师也毫不避讳临床曾出现过此类现象，他鼓励我们要在临床继续深入探索腧穴的结构层次与功能之间的关系，准确把握腧穴特性，减少对腧穴的无效刺激，甚至是有害刺激，对于腧穴的结构、功能尚有太多奥秘值得研究。

案 6：李某，女，40 岁。

初诊日期：2018 年 12 月 10 日。

主诉：过敏性鼻炎 10 余年。

病史及症候：自述每到秋季便开始出现鼻塞、喷嚏、流涕，已经 10 多年。刻下症：大便不成形，腹腔右侧经常有胀气感。皮肤干燥，易脱屑。饮食可，睡眠佳，舌质干少津，脉细。

经络诊察：手太阴经、足太阴经、足阳明经异常。

辨经：病在太阴经、阳明经。

选经：太阴经、阳明经、太阳经、督脉。

选穴：针四关、尺泽、阴陵泉、上巨虚、下巨虚、大椎、第 8-9 胸椎间隙、通天、迎香。

二诊（12 月 17 日）：诊后第 3 天感到鼻塞症状开始减轻，持续了 3 天。

察经：手太阴经、足太阴经、足阳明经异常。左手太阴经异常依然明显，右侧手太阴经基本正常。开四关、尺泽、阴陵泉、上巨虚、下巨虚、通天、迎香。

三诊（12 月 24 日）：鼻部过敏症状持续好转。希望转调理月经不调。

半年后随访，鼻炎症状已基本痊愈。遇有感冒鼻塞，自行按揉太阴、阳明经脉即能缓解。

案 7：周某，女，教师，49 岁。

初诊日期：2016 年 7 月 4 日。

主诉：过敏性鼻炎 20 年。

病史及症候：20 年前不明原因反复出现鼻塞、喷嚏。医院诊为过敏性鼻炎，服用药物治疗一直未愈。近 10 年来，旅居国外，经常倒时差，又反复出现荨麻疹发作。近 2 年月经不调，三四个月一行，本次月经已停 3 个多月。刻下症：面色暗黄，精神疲惫，情绪烦躁，时有烘热、汗出，睡眠可，梦多，大便干，两三日一行。舌红苔白少津，脉沉，关脉弱。

经络诊察：太阴经、厥阴经、阳明经异常。

辨经：病在太阴经、阳明经。

选经：取太阴经、阳明经配合厥阴经治疗。

选穴：针尺泽、阴陵泉、曲泽、大陵、行间、太渊、太白、足三里，灸关元、三阴交。

二诊（7月11日）：患者面色转亮，皮肤较之前有光泽。察经：阳明经结块明显变软，且压痛程度减轻许多，症状改变不明显。继续前方治疗。

三诊（7月18日）：大便已经通畅，一日一行，自觉鼻已通畅，鼻根部肿胀已经消除，自述"感觉面部五官比之前清秀"。烘热、汗出、烦躁等症悉数减轻。针尺泽、阴陵泉、曲泽、大陵、行间。

四诊（7月25日）：症状持续好转，大便仍时有不畅。三诊方加上巨虚。

1年后随访，鼻炎症状已经减轻许多，未见明显反复。

【医案分析】本案主症为鼻窍壅塞、喷嚏流涕。经络诊察发现的经脉异常呈现两条病机路径：太阴经、阳明经与厥阴经，但本案并非经络合并病症范围。追寻病变发生发展的过程，主症发生时间可以追述至20年前，症候特点一直未发生变化，与太阴阳明经络气化异常相符。近两年患者年届七七，出现月经不调、烘热、汗出、眠差等症，这些症状的病机路径与厥阴经、少阳经气机郁结相关。在本案的治疗中需要辨析清晰，在治疗过程中两条线索并列相行，以尺泽、阴陵泉，手足三里两组对穴调理太阴经、阳明经，以大陵、行间为主疏泄厥阴郁热。两条线索以主症线索为主，厥阴经郁热尚须另立案治疗。

本案亦显示阳明经气化中温养肌肤的功效。在临床治疗皮肤病时有比较明显的效果，阳明经经气通畅对面部皮损的修复具有显著效果，在治疗其他病症时，也经常可以观察到皮肤光泽的改善，比如便秘、抑郁症、消化不良等病人，察经均可发现阳明经的明显异常，症候群除了相应的主症之外均有大便的阻滞不通或黏腻不爽，这些病人往往能感觉面色有尘垢，没有光泽，触摸则比较粗糙，有些消化不良的孩子甚至皮肤摸上去有颗粒感，还经常有干枯、掉皮屑等症状。随着阳明经异常的改善，患者皮肤光泽的改善往往是最先能够感觉到的，之后会有脏腑症候的改善，最终皮肤甚至会出现光滑细腻，发生质的改变。

针灸治疗过敏性鼻炎的体会

过敏性鼻炎的发病率日渐高发，甚至在儿童常见病中都占有相当高的比例。一般儿童发病病机较单纯，多属于太阴、阳明经气化异常范围。成人鼻炎的病因复杂，很多病程长且病变复杂者尚牵连少阴太阳、厥阴少阳、督脉等多条经脉（见第四章鼻炎案）。运用经络医学理论可以在辨清症候结构的基础上，与患者个体的经络气化状态进行精准对接，辨清病经所在和经络状态，正确选经、配穴，可以有效调整经络气化，快速缓解鼻塞流涕等过敏症状。针灸治疗过敏性鼻炎比其他药物治疗更有优势，在此对于治疗要点进行总结讨论。

首先，循行直接联系于鼻部的经脉有手足阳明经、手足太阳经、手太阴经、足厥阴经、督脉，共计 7 条，此外鼻部还通过同名经及表里经间接联系到足太阴经和手足少阳经 3 条经脉。由此可见鼻部的气化状态受到多种因素的影响，临床需要通过仔细的经络诊察方可确定病经所在。这里所录 7 例病患是以太阴阳明循环气化障碍为主，通过经络诊察常可以发现手足太阴阳明经的异常（在合谷、列缺、手三里、曲池、尺泽等部位），这些异常由于个体及病史不同而呈现不同的状态，儿童和患病时间较短者多为结块，时间长者多表现为结节；除了四肢部位，在头面颈项部也可发现异常：鼻部周围（迎香、四白、攒竹）、头部（上星、眉冲、通天）、颈部（风池、翳风、大椎）等。

其二，由于鼻炎病变与手太阴、手阳明、足阳明、足太阴经脉循环关系紧密，而太阴阳明的气化功能以布散水谷精微为主，同时完成水谷糟粕的传导与排泄，并承接和化解外界湿邪对机体的侵袭。消化系统饮食积滞、精微不升的病症都与此循环运行障碍有关。所以患者的症候表现也多伴见脾胃消化排泄功能的障碍，如大便或秘结不通，或溏泻不成形（除案 1 外其余 6 例均有大便异常），皮肤粗糙过敏（案 2、3、6、7），纳差、腹胀、消化不良（儿童案例表现更突出）。此外，鼻炎患者多有卫外功能低下的表现，在症候表现上为易感冒，面色㿠白，经络诊察除手足太阴阳明经异常之外，还可以发现足太阳经和督脉在头项部的异常。说明太阴、太阳经均与机体的卫气宜发功能密切相关，掌握这些症候特点可以帮助我们识别病机所在，做好症候结构与经络气化状态的对接，为选经配穴治疗指明方向。

其三，调整太阴阳明经气化状态要以太阴经、阳明经为主要治疗经脉，但要根据病症的虚实状态进行腧穴配伍，主穴采用尺泽、阴陵泉以行气化湿，加强太阴经布散的功能，局部选穴迎香、通天、印堂以宣通鼻窍；阳明经降浊障碍者要选用曲池、足三里、上下巨虚以清降通导阳明燥结。感受寒邪（出现项背部寒凉）者加灸大椎，脾胃气虚明显（肌肉松软无力）者配伍太白、太渊，每次治疗要结合经络状态进行调整。

其四，针刺手法、疗程及注意事项。尺泽、阴陵泉、曲池、足三里、上巨虚、下巨虚均直刺，平补平泻，针感传至手足为佳，印堂、通天采用平刺，通天穴采用搓针法，大椎采用温针为佳。每周 1～2 次，8 次为 1 个疗程。疗程间休息一两周。一般治疗一个疗程即有显著疗效，若在三五次治疗后疗效不佳，需要重新诊察辨析，确定新的治疗方案。此病与饮食、劳倦关系很大，治疗期间注意饮食、情志调护，避免劳累。病程较长者在疗程停止后可在交节之时进行防护性治疗 1～2 次，以巩固疗效。

肺炎高热案（2 例）

案 1：高某，男，30 岁。

初诊日期：2015 年 3 月 1 日。

主诉：发热 3 天。

病史及症候：高热 3 天（39.5～40℃），胸片显示：左肺上叶阴影，诊断为"大叶性肺炎"，血象：白细胞 $12×10^9$/L。门诊输液第一天后感觉全身酸痛、头昏沉、恶心、腹胀来诊。刻下症：面色青灰，暗淡无光，头、胸腹发热，手足凉。脉沉。患者素体强壮，体型较胖，喜食辛辣厚味，并好饮酒，其余无明显不适。

经络诊察：手太阴经异常。

辨经：太阴经、太阳经。

选经：阳明经、督脉。

选穴：针大椎、曲池、外关、合谷。

针后感觉胸部满闷加剧，针曲池、外关针感不传导。遂在手部井穴点刺放血，出血不甚，继在足部井穴放血。针后全身汗出，呕吐顿作，呕吐后，病人面色转亮，手足温，精神好转。触其额头已不热。

二诊（3月2日）：病人刚从医院输液回来，面色神态与昨日判若两人。体温已不高，并且胸痛、胸闷症状基本消失。

针合谷、曲池、手三里、足三里，以温养胃气善后。

后续治疗以饮食清淡、起居调护即可，不用继续针灸。

7日后患者告知已完全好转，1周的液只输了3次，自己感觉身体已无大碍。

案 2：王某，男，89 岁。

初诊日期：2019 年 7 月 23 日

主诉：发热 2 日。

病史及症候：2 天前因感冒引起咽喉疼痛，继而出现高热（体温 39℃），胸部 CT 显示双肺大片阴影，白细胞 $5×10^9$/L，诊为"大叶性肺炎"。因不愿住院，门诊输液后下午来诊。刻下症：疲乏，精神尚可，高热无汗，面红，咽喉干痛，咳声重浊，有痰不易咳出，喉间明显痰鸣音，患者未觉有明显胸痛，听诊双肺有大量湿啰音。大便近期较干，今日未行，小便赤涩、频数。舌苔厚少津，脉数。既往病史：前列腺增生、萎缩性胃炎。

经络诊察：手太阴经尺泽处硬结，孔最处缝隙明显狭窄，列缺处有结络，鱼际处结节；手阳明经偏历处有结节，合谷处结络；足太阴经阴陵泉、三阴处交结块；足阳明经上巨虚处较大结块；足少阴经复溜、照海处较硬有压痛。3 ～ 5 胸椎及两侧肩胛间区僵硬，撮后出黑紫痧点。

辨经：病在太阴经。根据主要病候与经脉异常判断，病在肺系，属外感风热上攻咽喉，热邪蕴肺所致。

选经：宜宣肺清热，调理太阴经、阳明经、督脉，兼疏泄少阳经风热。

选穴：外关、风池、曲池、上巨虚、丰隆，点大椎、身柱，艾灸大椎 15 分钟，艾灸后微汗出。商阳、肺俞、心俞、膈俞刺络放血（以胸背部撮法出痧较重的点为主）。

二诊（7月24日）：一诊治疗后当晚热退。上午去医院输液，下午来诊。后背潮湿有汗，热退脉静，晨起有大便，小便不利、色清。从今晨起至下午咳出大口白色黏痰数次。

针尺泽、复溜、外关、上巨虚、手三里、足三里、丰隆，点身柱、肺俞。

三诊（7月26日）：近两日病情平稳，未见发热。咳痰量减少，咳声较轻，听诊湿啰音已不明显。精神较好，感觉体力已经恢复。输液已停。

针合谷、曲池、尺泽、复溜、手三里、足三里、上巨虚。

3次治疗后，患者已恢复正常，因怕针停止治疗。继续服用清热止咳类药物善后。

半个月后随访未见异常。

【医案分析】两例肺炎病案，因病人体质不同，表现各异。

案1患者正值壮年，身体盛壮，饮食比较油腻。偶感风寒，外邪与内热相争，邪热迫肺燔灼则高热不退。由于邪盛束肺，肺气不宣出现气机闭阻，胸闷憋气、脘腹痞满、四逆之象都说明患者气机阻滞于中焦，清气不宣，浊气不降。治疗应宣通闭塞，以"开四关"、井穴放血透达气机、开宣肺气。治疗后，壅塞阻滞于胃脘的宿食呕出，是气机宣通的征象，汗出则为阳气抗邪外出的表现。肺气宣利，清肃痰浊，阳明经气机输转，肺部炎症很快得愈。

案2患者年近九十，经常接受针灸治疗，因拒绝住院，仅在医院门诊输液，要求针灸配合退热。根据患者临证表现，分析属外感风热上攻咽喉，热邪蕴肺所致，经络诊察可见太阴、阳明经多处结块与结节，更为重要的发现在于患者背部督脉与膀胱经上背部（胸3～7）一段缝隙不清，压痛敏感，用撩法两三下即出黑紫痧点。说明邪热壅肺较重，结合病人血象不高，除了高热以外，其余症状并不严重，也说明病人的抗邪能力较弱，热邪通过上呼吸道直接侵袭入肺。故一诊以曲池、上巨虚、丰隆清泄阳明、通肠腑，尺泽、阴陵泉宣发太阴，艾灸并点刺大椎，针外关、风池开鬼门，井穴与背俞穴刺络放血透邪外出，达清热救肺的目的。一诊当晚患者玄府得开，汗出热退，二日肠腑通畅，痰浊排出，热邪得到较快的清除。考虑患者前列腺增生多年，热邪之下存阴润肺，用尺泽、复溜有金水相生之意。看似严重的病情三诊即痊愈，该归功于患者的及时治疗。

舌苔剥脱头晕案（1例）

燕某，女，34岁。

初诊日期：2017年8月4日。

主诉：头晕半年。

病史及症候：半年前因感冒致扁桃腺发炎，静脉滴注抗生素后出现头晕、四肢乏力，之后舌中心部位舌苔剥脱。曾服中药治疗，效果不明显，故求针灸治疗。刻下症：头晕乏力，不能坚持全天工作，近1周感冒，鼻塞流涕，食欲不佳，睡眠尚可。面色萎黄无光泽，舌苔中心剥脱，脉细数。

经络诊察：太阴经、阳明经异常。肌肉松软无力，太阴经虚证。

辨经：病在太阴经、阳明经。

选经：取太阴经、阳明经、督脉。

选穴：前顶、尺泽、曲池、列缺、足三里、阴陵泉，嘱自行灸大椎15分钟。每天1次，灸3天。针灸每周1次。

二诊（8月11日）：一诊后第二天头晕减轻，舌苔有明显恢复。就诊时感冒病症已消。面色黄中泛红，已有光泽。针前顶、尺泽、阴陵泉、曲池、足三里、风池。

三诊（8月18日）：头晕已消，舌苔已恢复，感觉精神很好，因工作较忙，嘱注意饮食规律，适当休息，结束疗程。针手足三里、中脘。

3个月后反馈舌苔已经均匀分布满舌，症状未再复发，只是工作很忙时才感觉有些疲乏。

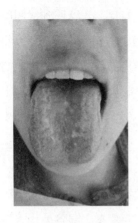 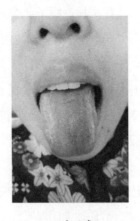 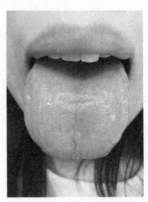

扫码看彩图

| A 二诊舌象 | B 三诊舌象 | C 3 个月后随访舌象 |

图 1-6　患者舌象

【医案分析】患者的主症为头晕，病起于半年前扁桃腺发炎输液之后。分析本案症候结构特点，除头晕外还兼有四肢乏力、食少，最明显的表现是舌面中心部位舌苔剥脱。就诊时恰逢感冒，有鼻塞流涕、食欲不佳等症状（1 周），脉细数，右关弱。经络诊察发现患者肌肉松软，太阴、阳明经缝隙松弛，督脉、太阳经项背部僵硬。综合病变症候特点及经络诊察，可以判断本病病机为太阴虚证，升清无力，兼太阳外感。由于太阳外感与太阴气虚在治疗上可以内外兼顾，由此立法行气升清、温阳解表。选太阴经、阳明经、督脉等经脉的腧穴进行治疗，针灸并用，取得了明显的疗效。从患者舌苔的快速变化可知太阴升清功能的恢复程度（图 1-6），当太阴升清功能得到改善后，患者头晕症状亦随之消失。

腹痛腹泻案（1 例）

李某，男，28 岁。

初诊日期：2019 年 5 月 7 日。

主诉：晨起腹痛腹泻 6 年。

病史及症候：6年前暑天，在房顶上睡了2个月的觉，入秋回到房间睡觉之后不久就出现腹泻，每日达6～8次，饮食稍凉，腹泻就更严重。6年来病人消瘦明显，神疲乏力，午后感觉胃中有气上冲头部。经中药调理，诸症有所缓解。但是每天早上6点钟出现左侧少腹痛、腹泻，精神疲惫。刻下症：晨起腹痛，泻下清水，精神抑郁疲惫，兼见怕冷腰酸、疲乏无力，头晕，记忆力差，遗精阳痿，腹中感觉有气上冲脑部。舌淡，舌面至根部苔白厚腻，脉细弱。

经络诊察：腹部肚脐两侧较硬有压痛，气海按之空陷，没有弹性。四肢经络诊察发现多条经脉异常，尤其是太阴经尺泽、阴陵泉、漏谷处均有较大结块，阳明经手三里、足三里处明显凹陷，下巨虚至上巨虚一段多处硬结。双侧小腿足阳明胃经循行处的皮肤光滑，没有汗毛，而其他部位毛发正常，据患者讲此处原来是有汗毛的，生病之后逐渐脱落。

辨经：病在太阴经、阳明经。

选经：太阴经、阳明经。

选穴：针尺泽、阴陵泉、漏谷调节太阴气机，太白、太溪、气海补益脾肾，本应艾灸手足三里，因为诊所条件限制不能艾灸，遂针手足三里，嘱咐患者回去自行艾灸。

二诊（5月10日网络诊病）：上诊治疗结束后立即出现腹痛，当天腹泻了5次。回到家中仍然一日数次腹泻，头昏、乏力等症明显加剧。调整治疗方案：手三里、足三里、气海灸15分钟，尺泽、阴陵泉，太白、太溪两组腧穴交替针刺，每周治疗2次。

三诊（6月18日网络诊病）：经过1个月的治疗，疲乏、头晕等症明显好转，早晨6点依旧腹痛腹泻，但腹痛程度减轻。患者发现阳明经的虚陷已经有了明显的改观。调整艾灸腧穴：命门、环跳，气海、手三里、足三里，两组腧穴交替施灸，每周2次，针刺方同二诊，继续治疗2周。

四诊（7月4日网络诊病）：2周来体力恢复明显，体重开始增加，足三里、上巨虚、下巨虚处已经开始长出绒毛。继续三诊处方治疗2周。

五诊（8月13日）：患者整体状况有很大改善，神情愉悦，面色润泽，肤色较之前白净，自述晨起左少腹腹痛已经很少出现，午后胃脘部气冲头顶的感觉完全消失。大便虽不成形，但已不是水样便。体力比之前增长很多，体重增加了六七斤，性功能也有所恢复。舌淡红润，苔略厚，脉滑。

诊察发现右腿足阳明经汗毛已长出大部分，还有很多毛囊鼓出皮肤，左腿足阳明经也出现很多毛囊，但不如右侧汗毛多。腹部肚脐两侧柔软，气海处空陷感已消失。足太阴经结块明显减少，左侧陷谷穴处空陷。阳明经手三里、足三里依然有空陷感，但弹性恢复很多，手少阳经缝隙处有明显硬结，足少阳经有僵硬感。根据患者整体症状的改变与经络状态的变化，辨经为太阴阳明虚证兼有少阳郁滞。以太阴、阳明经治疗为主，少阳经为辅继续治疗。针尺泽、太渊、太白、三阴交、曲池、丰隆、支沟、阳陵泉，艾灸手三里、足三里。

六诊（9月9日网络诊病）：患者自觉各种症状越来越轻，晨起腹痛腹泻时有出现，但未再出现水样泻。情绪明显开朗，以前阴天时心情非常郁闷，现在感觉心情非常阳光。近1个月艾灸手三里时，整个手阳明经都是湿的。调整处方：每周1次艾灸手三里、足三里、气海。停止针刺治疗。

两个月后，线上随访：经过半年的针灸调理，精神状态有了很大改变，整日工作不再疲倦，消化功能明显增强，晨起腹痛缓解很多，体重增加近10公斤。

【医案分析】本案病患是外省乡村中医，治疗期间来京2次，经线下经络诊察确定针灸处方，由患者按照处方自行治疗。《灵枢·顺气一日分为四时》曰"夫百病之所始生者，必起于燥湿寒暑风雨，阴阳喜怒，饮食居处，气合而有形"，追问病史，患者6年前正值人生低谷，情绪低落，郁闷，可见此案病因非常明确，病机为肝郁伤脾，外加寒湿侵袭，致脾气极度虚弱、中气下陷，浊气反冲。同时由于病程已久，阳气外泄严重，伤及肾中元气，致腰膝酸冷，怕冷，性功能低下等肾阳虚衰诸症相继出现。经络诊察见太阴、阳明经异常突出，尤其是手足三里一段经脉的空陷感非常明显，结合患者临床症候表现可以判断本案的根本还是阳明主阖功能受损，一旦阳明气化功能提升，其他的病症应能发生逆转。遂确定温养阳明、健脾补肾的治疗法则。取尺泽、阴陵泉、漏谷调节太阴气机，太白、太溪、气海补益脾肾，手足三里温养阳明，因为诊所条件限制不能艾灸，所以嘱咐患者回去自行艾灸手足三里、关元。但是一诊后患者微信反馈的信息，令笔者心生内疚，反省自己粗心，治疗时未能料到阳明经在阳气极虚的状态下，即使是手足三里这类的补穴，针刺也会使胃肠腑内的阳气被抽调耗损。嘱咐他马上艾灸手足三里、关元，此后治疗时，阳明经只灸不针，同时采用经络推拿的方法将足太阴与阳明经的结块揉散。配合命门、环跳与气海、手足三里两组腧穴交替重灸，每周两次，提振患者的元阳之气。这样治疗 1 周后患者症状逐渐好转，1 个月后会诊，患者的诸多症候都得到很明显的缓解。本案病症表现虽然复杂，除了晨起腹痛腹泻症状，还有情绪抑郁不舒，头晕健忘，消瘦、腰膝冷痛、性功能低下等诸多症候。但是从经络诊察入手，还是能够明确辨经阳明虚证，本案还有一个有趣的现象，就是患者双侧足阳明经足三里至下巨虚一段汗毛完全脱落，随着治疗效果的显现，这个部位的汗毛也逐渐恢复。第二次线下就诊时，患者手足阳明经的虚陷已经明显改善，但少阳郁结的表现较为突出，遂在温养阳明的方案之上增加支沟、阳陵泉清解少阳郁结，经过 1 个月的治疗，与主症伴随多年的抑郁病症也明显缓解。

黑色舌苔案（1 例）

龙某，女，42 岁。

初诊日期：2020 年 4 月 5 日。

主诉：舌苔变黑 1 周。

病史及症候：患者平素脾胃虚弱，饮食不注意即会出现胃脘胀痛。1 周前吃火锅后感觉胃中不适，呕吐一次。第二天清早发现舌面布满黑苔。刻下症：胃脘稍感胀满，其余没有明显不适。舌质淡，舌苔墨黑（图 1-7），满布舌面，脉沉。

经络诊察：太阴经、阳明经异常。胸廓下角处压痛，胃脘部按压较硬。背部胸 7-9 一段压痛明显。

辨经：病在阳明经。

选经：取阳明经为主，厥阴经、督脉配合。

选穴：点刺至阳、筋缩，内关、内庭、手足三里。

扫码看彩图

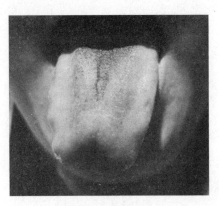

图1-7 黑色舌苔

二诊（4月8日）：一诊后第二天黑舌苔开始消退。来诊时仅见舌面中部有薄苔，色稍黑。胃脘部按压已柔软，背部诊察7-9胸椎间隙已无压痛。足阳明经上下巨虚段饱满。针双侧足三里、丰隆。

二诊后第二天舌苔恢复如常。

两个月后随诊，病症未再反复。

【医案分析】患者的主诉为黑色舌苔，其余无明显异常，患者开始认为是吃黑色食物所致的"染苔"，但是1周后舌苔依旧漆黑如墨，故来就诊。经络诊察手太阴经尺泽结块，足阳明胃经足三里至下巨虚一段硬结。表明患者太阴、阳明经气不畅，胃脘部压痛与背部胸7-9椎间隙压痛更能直接反应患者中焦气机的郁结严重。经过详细追问病史，结合诊察所见可知此案主要病机属饮食不节所致"胃失和降"，病程较短，辨经为阳明气化受阻。取内关、内庭调畅中焦，理气降逆，手足三里温养胃肠，理气和中，点刺至阳、筋缩宣通胃脘部郁结，一诊即明显奏效。二诊以足三里丰隆合络配穴，所谓"合主逆气而泄"配合络穴消化胃中积食，取得了满意疗效。本案快速起效还有一个重要的环节，即背部督脉气机的宣通，点刺至阳、筋缩的针感可直接通向胃脘部，宣通中焦郁结，患者感觉胃中1周以来的胀满感瞬间消散，与手足三里远近相配，取得显效。

第一章 太阴阳明经病症（39例）

便意频繁案（1例）

王某，女，28岁。

初诊日期：2016年11月20日。

主诉：便意频繁2周。

病史及症候：半个月前出现腹泻，后服用益生菌腹泻好转，但经常有便意，如厕不解，尤其在躺下后更明显。刻下症：小腹胀，肛门下坠。舌淡，脉弱。

经络诊察：手足太阴经异常（尺泽结块较大）、手足阳明经异常（手三里处凹陷，上巨虚、下巨虚处多处结块）。

辨经：病在阳明经，属虚象。

选经：取太阴经、阳明经。

选穴：针尺泽、阴陵泉、上巨虚、手足三里（加灸）。

二诊（11月22日）：一诊后小腹胀消失，肛门下坠感亦减轻。

处方有效，选穴同前。

治疗两次，症已消，属临床痊愈。

【医案分析】此案在临床比较少见。文献亦未见报道，患者仅仅是有便意，但如厕却不解。经络诊察发现手足太阴、阳明经结块较多，且在阳明经有多处空陷感。结合病症起因、症候表现及诊察所见，可以辨经为阳明气虚，收摄力弱。以调畅太阴经增加气血向阳明经的转输，并以艾灸补益胃气，增加阳明经维养肠道之力。此案一诊即收显效，后期亦未见病情反复，可见阳明经络气化状态对于肠腑通降功能的影响之大。

耳闭塞案（1例）

邱某，女，32岁。

初诊日期：2019年7月19日。

主诉：右侧耳闭塞闷胀1天。

病史及症候：两天前偶感风寒，鼻塞流清涕。1天前坐飞机途中感觉右耳部不适。晨起感觉右耳堵塞闷胀，影响听力故求诊。刻下症：感冒症状已消除，右耳、耳后及半侧头部胀，舌淡红，苔薄白，大便通，脉略滑。

经络诊察：右侧耳后有胀感，右侧手阳明经手三里处明显压痛，有较软结块。双侧手少阳经外关至四渎一段有小结节。

辨经：病在阳明经。

选经：取阳明经。

选穴：双侧合谷，右曲池、外关。留针半小时起针，感觉右耳闷胀感明显好转。

疗效：2小时后耳闭塞完全消失，之后未再复发。

【医案分析】临证耳病种类较多，耳闭塞也是常见的耳病。很多医生主张从少阳论治。本案却病在阳明经。诊断依据有三：一是病起于感冒未愈乘坐飞机，呼吸道气机不畅常易致耳内压力增加；二是经络诊察发现患侧阳明经结块明显，并且质地较软，符合病症初起的特点，而少阳经发现的结节较硬，且双侧均有，与此次病症关系不大；三是从经络循行分析，手阳明经络脉入耳，经气逆乱可直接影响耳内气机。因此此案从阳明论治，因起病时间短，以手阳明经合原配穴，以外关兼通行少阳为辅助，取得速效。本案数小时内痊愈说明辨经与病机高度吻合。

儿童呕吐案（1例）

燕某，女，11个月。

初诊日期：2016年7月6日。

主诉：腹胀1周，呕吐、腹泻2天。

病史及症候：1周天前因吃水果引起腹胀，昨日症状加重，饮水即吐，腹泻，下利色青。刻下症：神清，哭闹不安，腹部膨隆，叩之呈鼓音。皮肤弹性正常，食指络脉青紫达气关。

辨经：太阴经、阳明经气机逆乱。

选经：手厥阴经、足阳明经。

配穴：针内关、内庭。

20分钟后，开始喝奶，不再呕吐，第二日一切如常。

儿童腹泻案（1例）

燕某，女，3岁。

初诊日期：2018年9月30日。

主诉：腹泻2日。

病史及症候：两天前夜间受寒，微有咳嗽，第二天开始出现腹泻，泻下臭秽，一日10余次。刻下症：患儿神疲乏力，肢体松软，腹部不胀，舌苔厚腻。追问：近期患儿食欲旺盛，多次吃油炸食品。

经络诊察：太阴经、阳明经松软，足阳明经上巨虚至下巨虚段有结块。

辨经：病在阳明经。

选经：取阳明经、任脉。

选穴：针手足三里、四缝。配合摩腹50圈，艾灸神阙15分钟。

当天泻止，第二天略有咳嗽。两日后痊愈。

【医案分析】以上两案为同一个孩子，患儿 11 个月时正值 7 月暑热季节，因食生冷水果，寒热交错，故吐泻交作，来诊时甚至饮水即吐，哭闹不安。症候属于暑邪与寒气交阻胃肠，病在阳明经。内关、内庭分属厥阴经、阳明经，功效特点可以使郁结于内的气机透达于外，起到调气和中，理气降逆的功效。王居易老师对这两个穴位有很深的临床体会，是老师临床常用对穴，可以快速缓解感受暑邪之后上吐下泻的病症。

患儿 3 岁时又发一次腹泻，此次为内有积滞，外受寒凉，属于伤食夹杂寒邪阻滞中焦发病，儿童脏腑娇嫩，日泻十余次伤及正气。治疗思路在于补益中气、消导积滞，手三里、足三里为阳明经合穴的穴性，具有温养胃气，行气养血改善胃肠吸收功能，穴性平和，有补泻兼施之功，配合四缝可以消导饮食积滞，摩腹、艾灸可以促进患儿肠胃失调的恢复，针灸推拿数法合力，使中焦积滞得消，清气得升，当日泻止。

太阴阳明经病症小结

手太阴经、手阳明经、足阳明经、足太阴经构成一个功能循环，太阴阳明经气化有以下几个特点。

1. 太阴经承接和化解湿气的变化和伤害。这种气化功能不仅需要脾气的运化，还要靠肺气的调节，同时也需要相表里的阳明经协助。气机不畅，可见喘咳胸满、足跗肿胀、小便频数不畅等症，皮肤疾病，如湿疹、荨麻疹等，均可用太阴经来治疗。

2. 阳明经承接和化解燥气的变化和伤害，与太阴主湿的功能配合可以调节人体燥湿平衡。阳明经为三阳之里，专主在里之阳，有腐化水谷、传导糟粕、维养胃气温煦肌肤的功能。

手太阴经、手阳明经、足阳明经、足太阴经，经胸、手、头、足循环路径，完成将水谷所化生的精微物质的运化、布散及糟粕的传导与排泄功能，同时通过维持燥湿平衡承接化解外界湿邪对机体的侵袭，保证人体基础代谢所需的营养供应。除消化系统饮食积滞、精微不升的病症之外，人体营养供应障碍、水湿布散失常及呼吸气机逆乱等病症都与此循环的气化异常有关。此外，由于阳明经上行于面部，颜面及五官清窍的不利也多属于此气化范围。此循环的气化亦可影响、牵连任脉、太阳经等经脉，同时也受到手足少阳、厥阴气机疏散功能的协调，在生理病理上相互影响。

太阴经、阳明经气化包含的生理功能是为机体提供最基础的物质代谢，为后天之本，是维系人体各系统功能的气血来源，由此循环障碍引起的病理改变影响范围甚广，具有丰富多样的临床表现。在笔者临证所见病症中，太阴、阳明经异常的比例最大，本章选择的 39 个医案就包含了现代医学的消化系统、呼吸系统及头面五官、皮肤等处的病变，随着临证实践探索不断深入，我们一定还能为太阴经、阳明经气化做出更加生动具体而丰富的诠释和解读。

第二章　少阴太阳经病症（15 例）

小儿外感发热案（2 例）

案 1：李某，男，7 岁。

初诊日期：2018 年 7 月 24 日。

主诉：外感高热 5 天。

病史及症候：5 天前感受风寒，发热咽痛，体温 39℃，去医院就诊，给予感冒药（药名不详），并使用肛门栓剂退热，暂时热退；后又持续高热，医院给予静脉滴注（药物不详），治疗 3 天，高热未退，今晨体温至 41.5℃，转求针灸治疗。刻下症：面红，高烧无汗，眼泪汪汪，鼻塞，咽痛。检查：咽喉红，不肿。舌红苔厚。

经络诊察：督脉、太阳经异常。

辨经：病在太阳经。

选经：督脉、太阳经，宣散卫阳。

选穴：点刺大椎，耳尖放血，背部重捏脊。

第二日清晨家长微信回复体温 37.5℃。

二诊（7 月 26 日）：体温 37℃，针尺泽、曲池、足三里，嘱清淡饮食调养。

二诊后体温持续平稳在 36.5℃以下。

案 2：徐某，男，11 个月。

初诊日期：2018 年 3 月 4 日。

主诉：高热 2 天。

病史及症候：近日偶感风寒，鼻塞流涕，睡眠不安，食欲不佳，2 天前发热 39～40℃，家长予退烧药发汗后短暂退烧，稍后高热又起。刻下症：面红，呼吸音粗，鼻塞，舌苔白粉厚，小便短赤。

经络诊察：患儿精神尚可，食指络脉紫红较粗达气关与命关相交处。

辨经：病在太阳经，邪束太阳。

选经：督脉、太阳经，宣散卫阳。

选穴：点刺大椎，耳尖放血，背部重捏脊。配合推拿治疗：清天河水、退六腑各 200 次。

第二天家长来电话：当晚体温退至 38℃，第二天晨起热退身凉，体温已正常。

【医案分析】笔者临床接诊儿科发热病例很多，年龄从 2 个多月到 10 余岁，大多属于外感发热，儿童外感发热的病机大多类似，因此仅选取典型案例 2 则作为例证。儿童脏气清灵，生发之力旺盛，感受寒邪容易骤然发病，邪正交争激烈，热势鸱张，体温较高。符合太阳经卫阳宣散与寒邪相抗的病机，此时督脉及太阳经卫阳之气被邪气所束，寒水被阻于腠理津液不行而无汗，头项强，背部肌肉发紧。一般 2～3 岁以上儿童经络分化已经比较清晰，可以进行经络诊察，大多可以发现患儿督脉大椎处的紧张感（如案 1），而 1 岁以内的婴儿则不容易进行经络诊察，多可结合食指络脉的颜色、长短、浮沉观察病势（如案 2），判断病机，可选择督脉、太阳经进行调整，大椎针加灸可以振奋阳气的宣散功能，助阳气散发腠理皮毛，一般针后可见背部、额头微微汗出，此时配合背部捏脊，可以增加太阳经气化的功能，推进津液气化转输，一旦津液随卫阳宣发外出，太阳主表的气化循环即可恢复。由于儿童体质多清灵，少见血瘀气滞，营血暗耗等复杂病机，所以多可在一次针灸后见效。我在临床尚多用耳尖放血配合治疗外感高热，取宣通三焦之用，助大椎宣散蒸发郁结腠理之外邪，耳尖放血的关键在于找准瘀阻之络，须以黑血出透，郁滞透达为度。

小儿遗尿症案（3 例）

案 1（回忆病例）：刘某，男，14 岁。

初诊日期：1997 年 8 月 27 日。

主诉：遗尿 10 余年。

病史及症候：母亲代诉自出生一直尿床，到 4 岁左右方觉是病，服用中药补肾方剂 10 余年，一直未奏效，故求诊于针灸。刻下症：面色㿠白，手足不温，脉沉。二便、饮食、睡眠均可，每日均于梦中遗尿。

辨证：脾肾不足。

选穴：针夜尿点（手）、大钟、太溪，关元艾灸。

二诊（9 月 7 日）：自一诊后，1 周未尿床。原方治疗。

守原方调理 3 个月。期间因国庆参加广场庆典排练，劳累过度，当夜未醒，遗尿一次。后一直未再复发。手足转暖，夜间或自行醒来小便，或一夜不起，不再尿床。

案 2（回忆病例）：张某，女，8 岁。

初诊日期：2009 年 9 月 5 日。

主诉：遗尿 5 年余。

病史及症候：三四岁时依旧每日尿床，家长带其四处求诊未果，转求针灸治疗。刻下症：面色黄白，双目下有青色络脉显现，手足不温。喜食冷饮，家长述其冬日也常吃冷饮。

辨证：肾阳虚衰。

立法：温肾固摄。

选穴：针夜尿点（手）、大钟、太溪，关元艾灸（因家住房山山区，路途较远，拟 1 周治疗 1 次）。

二诊（9 月 12 日）：针灸当日尿床一次，第二天开始夜间能自行醒来，家长非常满意，希望继续治疗。原方巩固疗效。

三诊（9月17日）：家长诉1周内有两天未尿床，吃冷饮一次，病症出现反复。原方中增加足部夜尿点。嘱咐逐渐减少冷饮。

四诊（9月24日）：疗效稳定。原方治疗。

10月底房山山区开始下雪，冬天大雪封门，交通中断停止治疗。冬天病症复发，又恢复到每天尿床。

2010年4月，继续治疗4次后，病症痊愈。

案3：赵某，男，6岁。

初诊日期：2019年5月19日。

主诉：每日遗尿6年。

病史及症候：每日遗尿，曾服汤药，亦曾用其他方法治疗，但遗尿症状未见缓解。刻下症：患儿面色较青暗无光泽，舌淡暗，苔白，根部厚腻。双侧先天性隐睾，2年前做隐睾手术。

经络诊察：足厥阴、足太阴、足少阴经缝隙紧张度高。

辨经：病在足三阴经，湿蕴中下焦。

选经：足三阴经，激发经气，温阳利水。

选穴：针手足夜尿点、三阴交。关元艾灸，配合足三阴经推拿。

二诊（5月21日）：遗尿虽未缓解，但面色、舌苔均有好转。原方治疗。

三诊（5月23日）：二诊后尿床未发，夜间第一次可以自己醒来如厕。察足三阴经已松软五成，面色出现红晕，舌色转红，舌苔变薄，根部仍然较厚。针手足夜尿点，艾灸命门，嘱家长配合足三阴经推拿。

患儿随父母回老家，嘱家人继续为其推拿巩固疗效。2个月后电告遗尿一症已好转很多，时而偶发。

【医案分析】1989年我在怀柔中医院的实习期间，中医科黄九妹老师曾交给我几张写满了针灸治疗一些病症的特效穴的纸条。案1、案2是笔者早年的治疗案例，所用的就是纸条上的特效穴"夜尿点"（图2-1）。当时笔者尚对经络气化理论理解不深，使用黄九妹老师的秘方竟然取得明显的疗效，让我非常惊讶，感叹秘方神奇之余，对其中的机理却不甚明了。后来，虽然陆续又治好了很多遗尿的孩子，但我还是不能很好地理解夜尿点的奥秘。直到学习经络医学之后，我才恍然大悟：本病病机是机体阳气不足，少阴太阳循环气化功能障碍，少阴心肾之阳气不能顺利转输太阳，温阳化气利水，小趾末端是足太阳膀胱经与足少阴肾经的交接之处。儿童排尿意识与反射机能的建立过程与足太阳、足少阴经的经气运行转输相关。黄九妹老师留的纸条写得非常清晰，此病的治疗关键在于针灸后的经气感传，"留针期间要有热感沿着足三阴经传至丹田，不热者其间要捻转针数次"。所以这并非是秘不外传的独家秘方，而是有着严密的逻辑关系和运行规律的经脉气化内容，只有把握好精准的刺激条件，结合其他治疗方法，才会用好这些宝贵的"秘方"。通过学习经络医学，再次诊治遗尿症患儿，果然在察经时发现足三阴经异常的明显依据，据此选经治疗，对秘方的认识才更加清晰。

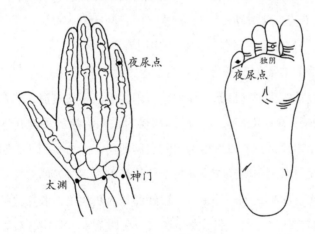

图 2-1　夜尿点

成人外感高热案（1例）

顾某，女，52岁。

初诊日期：2018年12月25日。

主诉：高热3天。

病史及症候：3天前出现流感症状，恶寒、发热、无汗，体温38℃，头痛剧烈，干咳无痰。血常规：白细胞$9×10^9$/L，中性粒细胞偏高。服用感冒清热冲剂、双黄连及推拿刮痧治疗后未效。体温持续39℃以上2天，服用退烧药可暂时降至38℃，但稍后仍高热不退。刻下症：体温39.1℃，头痛欲裂，声音沙哑，咽喉干痛，舌红少津，脉数。

经络诊察：足太阳经、督脉。

辨经：邪束太阳经，卫阳不宣。

选经：足太阳经、督脉，宣发卫气，太阴经、少阴经生津润燥辅助。

选穴：大椎点刺加灸；通天、印堂、风池、外关、曲池、尺泽、复溜。

二诊（12月27日）：一诊后即微汗出，当晚体温38℃，第二天清晨37.5℃。刻下体温恢复正常。咽干痒，咳嗽剧烈。针肺俞、身柱、尺泽、复溜。用枇杷叶30克，生甘草15克，泡水，一日两次。

3天后（12月30日）微信回复，诸症均消。

【医案分析】本案为流感所致高热不退，症候特点为恶寒、发热、无汗，头痛咽干，舌红少津，脉数。属邪束太阳，卫阳不得宣泄，热邪灼伤津液之病机。立法以振奋卫阳之气，生津润燥为法，治疗的关键在于宣散外邪，开玄府，使津液运行。以大椎为主穴点刺加灸，配合少阴、太阴经腧穴生津润燥。此案与太阴阳明经肺炎高热案比较可以发现二者的差异：前者身体盛壮，饮食比较油腻，风寒外感后出现外邪与内热相争，邪热迫肺燔灼之高热不退。症候特征为气机闭阻，胸闷憋气，脘腹痞满，经络诊察以太阴阳明异常更为突出。故治疗以宣降太阴阳明气机为法，使肺气宣利，清肃痰浊。

儿童抽动症案（1例）

封某，女，10岁。

初诊日期：2018年7月1日。

主诉：抽动症4年。

病史及症候：4年前无明显原因出现眨眼、喉间抽动等症，医院诊为儿童抽动症。最初始于眼部，不停眨眼，后经药物治疗眨眼症状好转，但出现右上肢及脖子抽动，清嗓子。患儿系剖腹产，不爱吃蔬菜，容易兴奋，睡眠晚。目前正在服用中药，多为养血安神、平肝潜阳等品，单味中药的剂量较大。刻下症：面部五官正常，无明显异动，可见右侧肩部明显抽动，一两分钟抽动一次，大便不通，两三日一行。舌苔满布，厚腻色灰，左寸关弱。

经络诊察：手少阴经、手太阴经、足太阳经、足厥阴经异常。背部督脉上段异常。

辨经：病在少阴、太阳经。

选经：少阴经、太阳经、督脉。

选穴：点神道、筋缩、心俞、肝俞、灵道、中都，灸大椎。

二诊（7月8日）：症同，抽动频率降低。家长代述最近总感觉累。

点神道、筋缩、心俞、肝俞、灵道、中都，灸关元。

三诊（7月15日）：家长感觉治疗有效，抽动明显缓解；大便通，但仍较干，舌苔转薄。唇舌色淡。手少阴经、太阴经、阳明经异常。

针尺泽、阴陵泉、灵道、照海、手足三里，点神道、筋缩、心俞、肝俞。

四诊（7月22日）：近期（三伏天）因天气炎热，抽动发作频繁。就诊时可见右侧胸锁乳突肌、斜方肌连带肱三头肌频繁抽动，经络诊察发现右侧手太阳经后溪处明显发紧。针左侧足三里、阳陵泉、昆仑，可止抽动。针患侧后溪可引起抽动。莲子心3克，每日一剂代茶饮。

五诊（7月29日）：针后抽动发作明显减轻，右侧手太阳经后溪僵硬缓解。继续针左侧足三里、阳陵泉、昆仑，点神道、筋缩、心俞、肝俞。

六诊（8月5日）：每次针灸治疗后疗效可持续四五天不出现抽动。大便通，舌苔薄白，左脉略有增强。因患者怕针，精简处方。针少海、阴谷、尺泽、足三里，点心俞。

七诊（8月12日）：天气渐凉，抽动已不明显。近日因吃坏肚子出现大便溏。太阴经、阳明经异常。针手足三里、下巨虚，灸关元。

八诊（8月19日）：腹泻停，诸症均消，时见其后项部头皮动。仔细观察与之前抽动不属同一性质。家长述近1个月已基本不见抽动，功课较紧可停止治疗。

随访半年，抽动症已不明显，病情稳定。

【医案分析】本案抽动病症表现在右上肢、喉间（清嗓子）、脖子。经络诊察在手少阴经灵道穴至少海穴段有明显结络，手太阳小肠经后溪穴处硬结，结合患者舌尖红、睡眠少等主要症候，可以辨为少阴经之热郁结于心系，而手少阴经在循行上"从心系，上挟咽，系目系"，手太阳小肠经的循行也"循咽"，并至"目锐眦""目内眦"，心经与小肠经之热可牵连到眼睛出现眨眼、咽喉抽动等症，通过调整少阴经结合背俞穴取得显效。本案同时伴有脾胃气虚、大肠积滞，太阴经、阳明经也表现出明显的气化阻滞的病理状态，从经络诊察和患者舌苔厚腻、便秘的症候可以确认本病的症候结构属心经火盛与脾胃饮食积滞并存，两者在病理上相互影响，所以在治疗时需两者并重，但引发抽动的根本原因在少阴经之热。

笔者治疗儿童抽动症共接诊 5 例，2 例女童，3 例男童。患儿多为剖腹产（接诊 4 例均为剖腹产），饮食嗜好甜食、肉食，不爱吃蔬菜，大便干，睡眠少，精力旺盛，舌质红或舌苔厚腻。头面部抽动症状多是眨眼、努嘴、耸鼻子、喉咙抽动、喉中发声，躯干部多见上肢、肩颈抽动及腹部抽动等。经络诊察有共同发现，主要表现在手少阴经、手太阳经的异常变化，早期病症以太阴、阳明经异常为主。同时诊察背部，常常可以发现患儿上背部心俞到膈俞之间有明显压痛。可见本病存在少阴经、太阳经气化异常的病机。但是因接诊病例甚少，治验也仅限于个别案例，还需日后更多的临床观察。

半身无汗案（1 例）

周某，男，56 岁。

初诊日期：2018 年 1 月 16 日。

主诉：左半身无汗 10 余年，伴发凉沉重 2 年。

病史及症候：无明显原因自感左半身不舒 10 余年，近两年逐渐加重。运动后左半身无汗，发热；平时左半身发凉沉重。长时间行走、站立感觉左腿沉重无力。刻下症：左眼裂小于右（健）侧，自我感觉眼皮无力，左侧鼻塞，左面部稍显松懈。左侧下肢肌肉松软，稍有萎缩，舌质暗红，苔少，左脉沉细，右脉如常。

患者近两年来多方就医，西医检查无阳性结果，曾有医院怀疑是霍夫曼征，但无法予以治疗。

经络诊察：头面部左侧三阳经均有异常，四肢部仅有左侧足太阳经异常。督脉至阳、筋缩异常，有结络。

辨经：病在太阳经，属风寒邪侵袭之痹症。

选经：督脉、太阳经。

选穴：针四关、曲池、足三里、至阳、筋缩，左侧阳白、迎香、丝竹空。

治疗结束后，患者在回去的路上发短信：感觉半边身体轻松多了。

二诊（1月21日）：患者感觉左半身明显轻松，其余症状无变化。左右脉象基本平衡。选穴基本同上。考虑患者左侧面部松弛无力，左侧合谷加灸，左侧面部温灸。患者感觉灸感舒适。

三诊（2月7日）：患者感觉左侧体温回升、腿不沉、左鼻孔已经通气，左眼皮沉重感明显见好。察经：头面部三阳经僵硬感减轻，四肢经脉依然未见明显异常，上背部督脉身柱、至阳一段压痛明显。点大椎、身柱、至阳，针左侧阳白、曲池、足三里，双侧四关。

后因春节停诊，1个月后，病人复诊。

四诊（3月11日）：患者自述症状持续好转，但依旧未出汗。察经：背部左侧太阳经脉僵硬，深层似有顽固瘀结阻滞。针大椎加灸，针四关、风池、后溪、申脉。

五诊至八诊（3月29日—4月28日）：半身沉重感明显好转，左半身依旧无汗。针大椎加灸，针风池、翳风、至阳、肺俞、膈俞、环跳、委中及面部局部腧穴。配合桂枝汤、葛根汤加减。

葛根20克，麻黄9克（去节），桂枝6克（去皮），生姜9克（切），甘草6克（炙），芍药6克，大枣12枚，5剂，水煎服。

九诊（5月13日）：患者因频繁出差，中药不方便携带，服用2周停药。自述通过扎针治疗已经感觉很好了，只是汗还没有出来。

察经：足太阳经左侧胸背部出现棉絮样团块。

拔罐后背瘀紫，左侧尤甚（血气与邪并客影响卫阳宣发布散）。针风池、至阳、筋缩，厥阴俞、膈俞深刺（达棉絮状团块深面）。留针10分钟，期间病人感觉左手心出汗。

5月14日微信汇报，左侧腰背微汗出。

十诊（5月20日）：患者告知腰背、腹部逐渐出汗，但汗量仍然不如右侧。左侧肩胛部、面部仍然无汗。察经：足太阳经左侧胸背部的棉絮样团块已消失，且不再有僵硬感。针四关、厥阴俞（左）、膈俞（左），灸大椎。

十一诊（6月18日）、十二诊（6月25日）：自述汗出较为顺畅，但汗出量依然较小。针合谷、复溜、厥阴俞（左）、膈俞（左），灸大椎。

两次治疗后，汗出量未出现明显变化，因患者太阳经风寒入里较深，故考虑在三伏天使用火龙灸继续治疗。

十三诊—十七诊（7月15日～8月25日）："三伏"期间，采用铺姜灸在背部督脉及左侧夹脊、膀胱经治疗5次。症状继续好转，腰背、腹部出汗量加大，皮肤温度已恢复正常。但肩胛部、面部依旧无汗。嘱患者明年"三伏"再继续治疗。

1年后的"三伏"天，患者继续进行艾灸治疗，除了肩胛部、面部依旧无汗，其余部位汗出如常，左半身沉重感消失。后因患者移居国外，停止治疗。

【医案分析】本案属于疑难杂症，患者遍寻国内顶级医院的名医就诊，依旧不得要领，治疗难度是我从医期间最为艰难的案例之一。根据病人左半身无汗的主症，结合左侧半身沉重，左脉沉伏的特点，可以推断患者一定有半身受风的病因。经仔细询问，患者才想起十多年前，经常在夏季长途开车，开窗吹风，正好吹着左半身。而病人在半身完全不出汗之前，半身沉重不适感已经十余年，2015年夏季一次严重受风之后，左半身开始完全无汗。如此判断病症应该是寒邪束表，伤及卫阳，陷于肌腠关节而致的痹症。基于这样的判断，初诊以开四关为主穴"祛外风、搜全身百节之风"，获得了初步的效果，左侧沉伏脉象也得到了明显的纠正，继续以四关配合风池、翳风、大椎、身柱等行阳祛风，曲池、足三里补益阳明气血，温养阳气治疗近两个月，左半身沉重感逐渐减轻，但依旧无汗。此时，患者经脉异常出现了明显变化，原来比较僵硬的左侧上背足太阳膀胱经出现大团棉絮状结块，依据之前的病因推测应是深陷于肌腠之下的寒凝之邪逐渐向外宣散之象，运用背部撩法配合刺血拔罐引邪外出，成为解除玄府郁闭的点睛之笔，10分钟后，患者左手心开始出汗，持续 2 年半之久的左半身无汗终于逆转。至此亦可证实之前的治疗方向正确，后期又借助三伏灸，继续提振阳气，驱逐体内寒邪，使症状得到进一步改善，治疗结束时，唯余肩胛部与面部尚未出汗，其余部位汗出已正常。

总结本案的治疗关键有三：一是以经络诊察为理论依据明确诊断，在追寻病因、明辨病位的过程中体现了中医理论思辨在治疗疑难病症时的价值，没有理论指导，临床治疗没有思路，仅凭经验是无法找到方向的。二是准确识认病症的转机。从脉象、经络异常的变化，把握病变转化的客观依据，准确选用适当的经脉进行调整。在前期宣通气机的调整下，深伏体内的寒邪由里出表，为后来开泄玄府打下了基础。三是采用综合治疗，获得最终的疗效。本案的治疗包根据病变的不同阶段和病邪所在的不同层次，运用针灸、推拿、拔罐刺血、火龙灸多种方法，从不同的经络路径进行整体调理而获疗效。

胸痹案（1 例）

王某，男，47 岁。

初诊日期：2013 年 10 月 2 日。

主诉：心悸 2 月余。

病史及症候：患风心病 20 余年，2 个月前因工作劳累出现心力衰竭，严重腹水。检查：二尖瓣关闭不全，心功能衰竭。住院接受西医利尿治疗，症状缓解，建议换瓣，但患者希望保守治疗，前来就诊。刻下症：心悸，短气不足以息。胃脘胀满，足踝部肿胀，舌苔厚腻，脉细数。

经络诊察：手少阴经、手厥阴经、足少阴经、足阳明经异常。

辨经：病在少阴经。

选经：少阴经、阳明经。

选穴：针少海、神门、阴谷、太溪、丰隆。

二诊（10月4日）：心慌明显缓解，足部肿胀好转，气短、舌苔变化不大。原方加足三里。

三诊（10月7日）：手少阴经少海至神门处压痛明显缓解，心悸、心慌症状基本消失，余症亦有消除，针少海、神门、太溪，神门、太溪加灸。

因为患者要去外地，停针配合中药甘草复脉汤调养半个月，体力完全恢复，1个月后正常上班。1年后随访，病情一直平稳。

【医案分析】本例患者患有20余年的心脏瓣膜病变，察经发现少阴经、厥阴经均有异常，以少阴经异常更为突出，夜间自觉从神门至少海穴一段拘紧酸痛难忍，病症表现为心悸、心慌、脉率不齐，同时伴有心前区疼痛。由此可以判断该患者心肌缺血的原因应主要归因于心瓣膜问题，因此选择手少阴心经作为主要治疗经脉。取少海、阴谷，用合穴调整少阴经逆乱之气，神门、太溪原穴补益心肾，两组腧穴调补兼施，集中逆转少阴气化郁结的主要病机。患者舌苔厚腻，胃部满胀，丰隆为足阳明经的络穴，可化痰湿，同时又有宁神志的作用，故配合使用。二诊患者心慌主症大减，原方增加足三里以增强阳明经化痰通络、补益气血的作用；三诊时，患者之前的急性症状完全缓解，少海至神门处的拘紧疼痛感已消失，说明少阴经经气运行恢复，灸太溪加强温肾化饮的功效，以调节水液运行。本案仅经过3次针灸治疗，症状就大为改善，再配合中药调养，患者的各种症状快速改善，取得了满意的治疗效果。

阴痛案（1例）

顾某，女，49岁。

初诊日期：2016年9月12日。

主诉：阴道干痛2年余。

病史及症候：4年前因子宫肌瘤及严重腺肌症摘除子宫，未出现其他不适。近两年逐渐出现全身干燥感，包括咽喉、口、舌、皮肤、毛发。阴道干痛，不敢同房。刻下症：阴道干痛，咽干，皮肤、头发干燥，睡眠梦多，饮食可，大便干，小便频数。舌红少津，舌面中间有一道较深裂缝，少苔，脉沉细弱。

经络诊察：足少阴经、足阳明经、任脉（下腹部压痛）异常。

辨经：病在少阴经。

选经：太阴经、少阴经、任脉，滋养阴液。

选穴：针尺泽、复溜、通里、照海、关元、三阴交。

二诊（9月15日）：针后顿感口中津液分泌，睡眠转佳。原方调理。

三诊（9月18日）：口干明显缓解，舌面裂缝已不明显，阴道干痛好转。

针尺泽、复溜、神门、太溪、关元、三阴交。

四诊（9月25日）：诸症均减。小腹压痛减轻，足少阴经异常消失，采用三诊方巩固1次，停止治疗。

共治疗4次，阴痛一症大为缓解，属显效。

2年后随访，患者头发恢复光泽，全身干燥的症状已不甚明显。

【医案分析】本案为"阴液亏耗"，全身器官失于濡润。病变主因在于4年前行"子宫摘除术"，女子胞严重受损，伤及元阴元阳转运经络路径。逐渐出现的全身阴亏干燥感，包括咽喉、口、舌、皮肤、毛发、肠道及阴道干痛一系列病症都源于此。临证察经发现患者足少阴经有明显的僵硬感，任脉胞宫处亦有明显压痛。选经考虑以"金水相生"为调整途径，以太阴经和任脉配合激发足少阴气化功能，一诊即产生明显疗效，四诊主诉病痛即明显消除。

小便不利案（2例）

案1：许某，女，32岁。

初诊日期：2018年6月18日。

主诉：小便不利20年。

病史及症候：20年前不明原因出现小便频数，尿有余沥，尿后小腹坠胀，反复发作 20 年，屡经治疗未获明显疗效。刻下症：面色晦暗，神少无光，舌质暗，苔白腻（舌根尤甚），脉沉弦。

经络诊察：手太阴经结块、足三阴经缝隙紧，任脉小腹处硬凉，曲骨处压痛。

辨经：湿邪蕴积下焦，病在足少阴经、太阴经。

选经：任脉、足少阴经。

选穴：针中极（加灸）、太溪、三阴交。

配合中药八正散加减，7 剂，水煎，早晚分服。

二诊（6 月 25 日）：上次治疗后小便频数症状已 1 周未发。患者面有神采，白腻苔面积减退，但根部仍厚。自述 20 年病情反复，多因饮酒、食冷、劳累等引起，服中西药物不能有效控制，因病不能坚持全职工作，现居家养病。察经：三阴经缝隙转清晰，小腹软。

针尺泽、复溜、太溪、三阴交、中极（加灸），点次髎。中药八正散，5 剂，水煎，早晚分服。。

三诊（7 月 15 日）：二诊后因故外出停诊，中药亦停，症状一直未发。3 天前因饮酒复发，小腹疼痛，尿频。触诊：小腹硬凉。

二诊方加大赫，灸气海、中极，减次髎。中药八正散 5 剂，水煎，早晚分服。并嘱平日自行艾灸中极、关元各 15 分钟。

四诊（7 月 22 日）：症状已消，已经恢复全职工作，精神状态良好。

治疗采用三诊针灸方，嘱患者平日自己艾灸腹部，并服中药八正散 10 剂，巩固疗效。

扫码看彩图

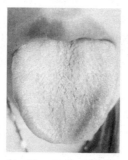

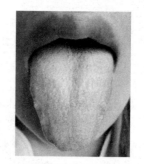

一诊 6 月 18 日舌象　　　　二诊 6 月 25 日舌象

图 2-2　患者一诊治疗前后舌象

经络医学临证研习录——针灸与小儿经络推拿医案

【**医案分析**】本案患者怕针，自发病以来从未接受过针灸治疗。因反复采用抗生素输液治疗，产生耐药，后服中药治疗效果不佳。

初诊时症候有两点值得讨论：一是满布舌面的雪花般白腻苔，舌根部甚至堆积成垄（图2-2），说明患者下焦阴寒极盛；二是患者的神情低落，面无神采，四肢部位布满伤痕（二诊述自残导致）。可见患者对治疗效果并无信心，因此初诊必须要有明显的疗效方可提振患者信心，以便配合后续治疗。二诊后疗效显著，但患者饮酒（半斤白酒）引发症状反复，后得知在之前20年治疗过程中因患者自己的问题造成多次病情反复，因此告知患者需要改变生活方式以配合治疗。其实本病从察经所见异常非常突出，一是任脉异常，小腹硬凉，表明下焦聚集阴寒实邪。二是足三阴经小腿部经络缝隙闭合，摸不到缝隙，紧张度很高，压痛明显。考虑这两方面的异常反应最为突出，即选择了中极、三阴交，并艾灸中极、关元鼓舞下元阳气消除阴寒，"益火之源以消阴翳"，同时用八正散消散湿浊，一诊即收满意疗效，振奋了患者战胜疾病的士气，治神为后续治疗奠定了重要的基础。

案2：蒋某，女，63岁。

初诊日期：2017年5月8日。

主诉：尿频、尿急、尿痛连及小腹2年余。

病史及症候：因吃从冰箱内拿出的凉西瓜而发病。2年来反复因饮食生冷而发病。医院诊断为"膀胱过度活动症"。刻下症：小腹疼痛，日发五六次，夜尿1小时1次。小腹凉，手足温，舌暗苔白，脉微沉。

经络诊察：任脉（小腹虚软偏凉）、手足太阴经、足少阴经异常。

辨经：病在少阴经。

选经：太阴经、少阴经、任脉。

选穴：针中极、曲骨、三阴交、复溜、列缺。

二诊（5月11日）：尿频未缓解，小腹疼痛减轻，二日未痛，今日又起。

灸气海、命门各20分钟，灸后命门处出现密集水珠，摸之较凉。

三诊（5月15日）：小腹痛仍存，但程度和频度减少，小腹抚之已不觉凉。

针中极（加灸）、三阴交、复溜、列缺。

四诊（5月18日）：诸症持续减轻。小腹痛仍明显，察督脉百会酸痛，膀胱经胞肓穴处酸痛明显。针百会、中极、大赫、胞肓，灸命门，神阙隔盐灸。

五诊（5月22日）：小腹抚之微凉已不痛，夜尿从1小时延长至两三小时一次。唯余尿道口痛。继续四诊原方治疗。

六诊（5月25日）：诸症继减。针箕门、血海、公孙、胞肓，灸命门。针胞肓时针感传至尿道口。

七诊—九诊（5月29日—6月4日）：症状继续好转，夜尿减少，尿痛时有发作，但程度较轻。察经：肝经腹股沟处有硬结。针足五里、箕门、三阴交、复溜、中极、大赫、胞肓、尺泽、阴陵泉，灸神阙、命门，灸命门时已不再出现水珠。脉已不沉，但仍弱。

随访：半年后，患者带其外孙就诊，自述小腹已不痛，夜尿一两次，之前膀胱刺激症状已经消失。

【医案分析】本症在医院被诊为"膀胱过度活动症"，与普通膀胱炎的不同在于，白细胞检查不高，没有炎症表现。结合症候表现及舌脉（小腹凉、饮食生冷加重、苔白润、脉沉）分析此症属阳虚，由下焦寒湿阴邪积聚所致。治疗以温煦下焦，化气行水为立法，选任脉配合太阴、少阴经为主。二诊以艾灸盒置于命门穴处灸20分钟，移开灸盒艾灸处出现密集小水珠，摸之寒凉，而且艾条距离皮肤很近患者都不觉得热，这些征象再次证明患者的阳虚寒凝病机。随着病症的好转，小腹痛已消失，夜尿次数减少，同时灸命门已不再出现水珠。说明治疗切中病机，经络气化状态改善，病症随之消减。

咽喉异物感案（1例）

王某，女，38岁。

初诊日期：2015年9月17日。

主诉：咽喉异物感 1 年，加重 15 天。

病史及症候：咽喉异物感 1 年，头两侧痛半年，头痛剧烈时伴发眩晕、呕吐。睡眠差，噩梦纷纭，月经量少，周期提前，近两周因时常加班，诸症均加重，尤其咽喉总感觉堵塞不舒。刻下症：咽喉异物感严重，吐之不出，咽之不下，口舌咽喉干，食可，眠差，大便溏薄，舌淡暗少津苔腻，脉弦细。

经络诊察：太阴经、阳明经、少阴经、任脉（下腹部硬有压痛，深层可触及一如小儿拳头大小硬块）异常。

辨经：病在少阴经，下焦寒湿阴浊不化，阻碍津液上行。

选经：取少阴经、任脉为主，以少阳经、太阴经、阳明经辅助行气化浊。

选穴：少海、阴谷、神门、中脘、关元、风池、下巨虚、尺泽、阴陵泉、三阴交。

留针 20 分钟，起针后检查下腹部硬块消失，压痛亦消失。

二诊（9 月 24 日）：睡眠、偏头痛明显好转，咽喉异物感减弱。针少海、阴谷、神门、中脘、阴陵泉、三阴交，灸关元。

疗效：1 个月后电话告知，睡眠已好转，不再做噩梦，偏头痛已好，咽喉异物感已不明显。2 个月后到门诊自述咽喉异物感偶有反复，但已轻松许多，转求治胸闷一症，检查下腹部硬结已经消失。

【医案分析】本案病症繁杂，主诉较多。通过症候分析抓主症为"咽喉异物感"，结合经络诊察的突出表现辨经在少阴经，检查任脉时发现下腹部硬且有压痛，深层可触及一如小儿拳头大小硬块，这一突出体征表明患者下焦气机郁结严重，《黄帝内经》云"治下焦如渎"，要打开少阴经以转输经气，需打开水液运行的通道，配合关元改善下焦经气转输循环。在治疗后，硬块随即消失，患者"咽喉异物感""睡眠差"等症也在一诊后明显缓解，说明经络气化状态与病症之间有直接的联系。此案腹部硬结是关键病灶，由此倒推本案的病机，应为下焦湿浊阻碍水液运行，足少阴经循行"从肾上贯肝膈，入肺中，循喉咙，挟舌本"，经脉气化失利所造成的咽喉异物感随着腹部硬结的消失而明显消减。临证除了需要仔细诊察四肢部位经络状态以外，还需要认真诊察头面、胸腹部和背腰部经脉，才能更全面抓准病机。

小腹坠胀、小便频数案（1例）

金某，男，47岁。

初诊日期：2015年4月19日。

主诉：小腹坠胀、小便频数半年。

病史及症候：半年前开始出现小腹部接近耻骨联合处酸胀，隐隐感觉坠痛，医院诊断前列腺增生、前列腺炎，因服药物效果不明显转求针灸治疗。刻下症：小腹胀，夜间小便频数，食可，大便顺畅，1日1行。睡眠差，觉舌根部发硬半年，左侧咽喉不适（医院诊断：慢性咽炎），舌红苔少津，脉细数。

经络诊察：少阴经、太阴经、任脉异常。

辨经：病在少阴经。

选经：任脉、太阴经、少阴经。

选穴：针列缺、照海、大赫、中极、下脘、曲泉、阴谷、三阴交、复溜。

二诊（5月11日）：小腹酸胀已明显好转，咽部仍有不适感，大便软，眠好。

针大赫、关元（加灸）、丰隆、手三里、阴陵泉、三阴交，加针左侧人迎。

三诊（5月30日）：小腹酸胀已缓解，二诊后咽部异物感有明显缓解。近期因单位事情较多，眠差，消化不良，舌红苔薄腻。察经：少阴经、任脉（小腹段）异常已消失，太阴经、阳明经异常明显。针尺泽、阴陵泉、复溜、手三里、足三里。

随访2个月，小腹未再出现下坠感，小便频数症状明显缓解。

【医案分析】前列腺病症在中老年人群中发病率很高，一般以小腹坠胀伴小便不利、尿频为一组症候，常在劳累、饮酒、受凉之后发作，经络诊察可在任脉的小腹部触及紧张的条索状物，并有寒凉感，多见足少阴经、足太阴经异常。中老年男子"天癸竭，精少，肾脏衰"，阳气处于衰退阶段，劳累、饮酒、受凉等均可加重肾主水液代谢的负担，水饮不得温化聚于下焦则成寒湿，由于太阴经主湿，若太阴经布化水湿功能受阻也可对肾的气化功能产生影响。基于以上分析，笔者治疗多选用少阴经、任脉为主要调理经脉，并辅以太阴经。具体治疗方法：任脉取局部反应突出的腧穴（中极、大赫、曲骨等），并加灸20分钟。以尺泽、阴陵泉、复溜、三阴交利水化湿，在小腹坠胀感消除后，可以太溪灸法温补肾气进行固本。临床可见在急性期过后，患者往往不再坚持治疗，故应嘱患者避免诱因，注意防护。

足跟冷痛案（1例）

王某，男，46岁。

初诊日期：2018年5月30日。

主诉：左足跟冷痛6年多。

病史及症候：6年前不明原因出现左足跟冷痛，胃胀，食欲不振。刻下症：左侧足跟冰凉，胃胀满，睡眠可，小便频，舌红苔白略厚，脉象左关弱，右尺弱。

经络诊察：足少阴肾经水泉处结块（左侧较重），左足跟部冰冷。

辨经：病在少阴经。

选经：调整少阴经为主。

选穴：针太溪、复溜、太冲，左侧太溪、水泉加灸。针复溜时，针感强烈传向足底。

二诊（6月6日）：上诊后身体汗出（自述原来不易出汗），左足冷痛完全消失两三天，后又逐渐出现痛感，但冷痛程度消减大半。察左足跟部温度已不觉冰手，左右脉较之前平衡，左关尺、右关稍弱。针然谷、太溪、水泉（加灸）、大都、少府。

三诊（6月13日）：左足冷痛感继续消减，感觉已不甚明显。以手触之已不觉异常。患者自述近几日感觉胃胀，请求改治胃病。

【医案分析】本案在辨经选经理论基础上，对经络诊察与脉诊的结合应用进行了初步尝试。本案病症比较单纯，症状突出且病程长。经络诊察足少阴肾经异常明显，脉诊发现左关、右尺弱，属于肝肾母子虚象。按照"虚则补其母"的原则，选择复溜（金），同时选了肝经、肾经原穴太冲、太溪配伍，配合艾灸温阳益气。一次治疗即显效，脉象亦随之改变。二诊脉象较一诊平衡很多，右关弱，经络诊察可见太阴经缝隙较空，肌肉松软，说明患者存在土虚木郁，火气不足之象，故取大都（火）、少府（火）、然谷（火），取益火补土的功效。本案疗效之好出乎意料，说明在经脉腧穴中的确存在相生相克的作用，将来要更多的实践积累，发展和补充相生相克经脉之间的选经选穴方法。

少阴太阳经病症小结

少阴经、太阳经气化特点如下。

1. 少阴经承接和化解暑热的变化和伤害，这种气化功能需要肾气的鼓动、心阴的滋养，还需要相表里的太阳经宣发布散阳气到体表进行化解。因此凡热邪内闭，心经络脉郁滞，临床上可见烦躁，难眠，神呆语塞，可选择手足少阴经来治疗；肾阴亏虚所致的津液失去濡养的各类阴亏干燥症候，亦需调整少阴经，滋阴救燥，此时常常需要太阴经的配合。

2. 太阳经承接和化解寒气的变化和伤害，有行阳散寒之功，这种功能需要心肾少阴经转输的能量作为保证，通过与膀胱经、小肠经相连，分别主宰人体腠理开闭，营血运营，将卫阳之气宣发到体表，以达到防御寒邪的功能。外感寒邪导致发热恶寒的外感症，以及心肾阳气不足的畏寒肢冷、易感寒邪的病患，均可取太阳经、督脉进行调整。

此循环为手少阴经、手太阳经、足太阳经、足少阴经，经胸、手、头、足循环路径完成心肾阳气向全身的输送，心为君火，肾为相火，元阳之所，手足太阳经则为寒水，寒热相辅完成能量在全身的布散，使周身脏腑、腠理、肌肤得温煦而御寒邪，阳气宣散津液出肌理、皮毛而为汗，经三焦水道下输膀胱而成溺，以保证水道循环通利。人体感受外邪，能量转输、水液代谢的障碍多与此循环运行障碍有关。

少阴经、太阳经气化包含的生理功能是为机体提供血液及能量,为人体精神、意识、思维等生理活动提供能量保障。此循环障碍引起的病理改变影响范围以心脑血管病变及水液代谢、能量传导、神经传导障碍为主,涉及多器官多系统,临床表现多样,在笔者临证所见案例中,单纯属于少阴、太阳经气化异常的数量不多,但是运用少阴太阳气化理论指导,却成功解决了小儿抽动症、小儿遗尿症、半身无汗等几例久治不愈的疑难杂症。本章所选15个案例仅从个人临证角度总结少阴经、太阳经气化的异常特征,为针灸临证治疗提供一条辨经选经的思路。

第三章 厥阴少阳经病症（23例）

儿童痄腮案（1例）

黄某，男，5岁。

初诊日期：2015年9月20日。

主诉：右侧面部肿胀疼痛伴发热2日。

病史及症候：2天前出现右侧面肿，发热39℃。医院诊断：急性腮腺炎。抗生素静脉滴注，口服头孢。热稍减，面部肿胀、疼痛未见减轻，家人转求针灸治疗。刻下症：右侧面肿，眼泪汪汪，口腔内右侧颊黏膜可见白色液体流出，体温38℃，手足凉，舌红苔白。

经络诊察：右侧手少阳经异常，头部颞侧及耳后压痛。

辨经：少阳经郁热上扰。

选经：少阳经。

配穴：外关、足临泣、翳风（右），右侧耳尖、关冲放血。火柴灸右侧角孙。

二诊（9月21日）：面肿已消，体温恢复正常。针支沟、阳陵泉。

1周后随访，诸症均消。

发颐案（1例）

陆某，男，36岁。

初诊日期：2016年6月13日。

主诉：左侧面肿疼痛半日。

病史及症候：晨起感到左侧面部疼痛难忍，明显肿胀，去医院就诊，诊断为"急性化脓性腮腺炎"，予头孢、板蓝根等药物内服。下午肿胀加剧，疼痛剧烈不能忍耐，转求针灸治疗。刻下症：左侧面部及耳后肿胀，不能张嘴，说话亦不清楚，口中能闻见腥臭味儿。

经络诊察：左侧阳明经、少阳经异常明显。

辨经：病在少阳经。

选经：取少阳经治疗。

配穴：针双侧支沟、阳陵泉，左侧外关、足临泣，左耳尖放血，火柴灸左角孙。

患者自述灸角孙后，疼痛立止，可以开口说话。嘱隔日来诊。

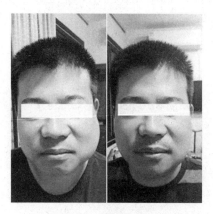

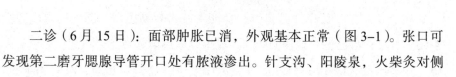

扫码看彩图

图 3-1　治疗前后对比

二诊（6月15日）：面部肿胀已消，外观基本正常（图3-1）。张口可发现第二磨牙腮腺导管开口处有脓液渗出。针支沟、阳陵泉，火柴灸对侧角孙。

1周后，电告症愈。

【医案分析】儿童痄腮是儿科多发病，多为双侧患病，好发于5～15岁儿童；色白漫肿，酸多痛少，不化脓，常有接触传染史。针灸治疗多疏风散热，疏解少阳气机。古籍中多记载用灯心草灸角孙穴治疗痄腮，其机理为"火郁发之"，疏散风热。现代医生改用火柴灸，既是对经典的继承，又是创新。这个方法 20 世纪八九十年代临床医生多有使用，笔者在 1989 年跟随黄九妹老师实习期间经常看到她采用这个方法，我后来在临床碰到儿童腮腺炎，常用此法，疗效非常确切。

对于成年人化脓性腮腺炎笔者之前未曾诊治过，后经查阅资料才对此病有所认知：化脓性腮腺炎古称发颐，是热病后余毒结于颐颌间引起的急性化脓性疾病。临床特点是常发生于热病后期，多一侧发病，颐颌部肿胀疼痛，张口受限，全身症状明显，重者可发生热毒内陷。与儿童腮腺炎不同，多由伤寒或温病治疗不彻底，以致余邪热毒壅结少阳、阳明之络，经络阻塞，气血凝滞于局部，热胜肉腐化脓而成。或因术后脾胃亏损，阴津不足，毒邪上蕴阻络。发颐症从病因病机到临床症候均比儿童痄腮严重，中药治疗周期一般在半个月以上。此例患者在接诊时，面部肿胀及疼痛症状剧烈，基本不能张口，口中有脓臭气味。但经针灸治疗起效迅速，疗效明显，在 1 周内完全痊愈，可见火柴灸角孙穴疏散少阳火毒的功效是非常确切的。

胸胁病案（5 例）

案 1：侯某，男，19 岁，高三学生。

初诊日期：2017 年 4 月 21 日。

主诉：呼吸不畅，憋气多年，加重 1 年余。

病史及症候：父母述其自小肺功能不好，容易感冒，感冒后出现呼吸不畅。其母称自己也有这样的问题，成年以后逐渐好转。刻下症：面色较黑暗，呼吸不畅，隔 10 秒钟左右就会大喘气一次。张口抬肩，呼吸困难貌。睡眠可，大便基本正常，间或时稀时干，舌暗苔薄白，脉左寸弱，右脉弦细，尺脉无力。

经络诊察：督脉 5-7 胸椎肿胀压痛，手厥阴经曲泽穴处结块，压力高（大约 4 厘米长硬结）。任脉胸部一段饱满压痛。足太阴经、足阳明经异常。

辨经：厥阴经异常，气机郁滞。

选经：厥阴经、阳明经。

配穴：针曲泽、曲泉、四关，点刺督脉胸5~7椎间隙，撬膻中。

二诊（4月24日）：喘息憋气好转，大便早稀晚干。针四关、曲泽、曲池、足三里、璇玑，点刺督脉胸5~7椎间隙。

三诊（5月2日）：大便较干不通畅。憋气明显好转。针四关、曲池、支沟、阳陵泉、下巨虚。患者言针后觉呼吸更顺畅。

四诊（5月8日）：感觉憋气明显，华盖、玉堂压痛。针四关、内关、曲泽、阴陵泉、足三里、上巨虚、华盖、天突，灸气海。

五诊（5月15日）：上诊后憋气感明显减轻。感冒1天，鼻塞，憋气加重。针大椎，加灸15分钟。针四关、曲泽、曲池、足三里、前顶、鼻通。

六诊—八诊（5月22日—6月5日）：症状逐渐减轻，憋气已不明显。原来张口抬肩的呼吸困难不再出现。经络诊察：手厥阴经曲泽处张力已减轻，大约还有不到1厘米的紧张区域，曲泉有压痛，督脉、任脉异常已减轻。脉象：双侧中取有力，且脉体宽平，已无较之前弦细之象，明显舒缓下来。

取手足阳明经、厥阴经为主，配合少阴肾经，取金水相生之意。处方：针四关、曲泽、曲池、足三里、阴谷、复溜，灸太溪、气海。治疗3次，憋气症状完全消失。结束治疗，参加高考。

3个月后其父来诊告知孩子病症已经平稳。后又因感冒来诊2次，憋气症状基本平稳。

【医案分析】心包经与胸膜腔的压力密切相关。"合主逆气而泄"，合穴调气，改善胸腔压力和气管的换气功能，由于患者尺脉无力，显示纳气功能较差，故四诊配合灸气海以温肾纳气。治疗后效果明显。

案2：张某，女，52岁。

初诊日期：2018年5月4日。

主诉：胸闷、打嗝1个多月。

病史及症候：近期因工作上遇到困难，极为繁忙且情绪不佳，嗜酒。时感胸闷，每于发火后出现打嗝，求针灸诊治。刻下症：面色略暗，眠差，食可，大便干两三天一行。舌暗红少津，苔薄腻，脉沉。

经络诊察：手足厥阴经、足阳明经异常。

辨经：病在厥阴经。

选经：以厥阴经、阳明经为主。

选穴：点刺至阳、神道，针四关、曲泽、曲泉、大陵、行间。

二诊（5月7日）：诸症减，已不打嗝，胸闷时发。

点刺至阳、神道，针曲泽、曲泉、大陵、行间、曲池、上巨虚。

三诊（5月11日）：诸症消失，情绪变化明显，已不再爱发火。食后感腹胀。针手三里、足三里、大陵、行间。

1周后，电话告知诸症均消。

案3：王某，男，49岁。

初诊日期：2018年7月20日。

主诉：吃东西被噎，后遗感2个月。

病史及症候：2个月前吃干硬食物被噎，喝水缓解后一直感觉胸骨后缘有堵塞感，医院检查未见异常。刻下症：胸骨后缘有堵塞感，饮食、二便均调，睡眠可，舌暗薄苔，脉沉。

经络诊察：手厥阴经、手少阳经、手足阳明经异常，第4-5胸椎缝隙紧。

辨经：病在厥阴经，胸膈闭阻。

选经：厥阴经、阳明经。

选穴：点刺第4-5胸椎之间，针四关、曲泽、内关、足三里。

起针后，胸中噎膈感顿消，但仍有异物的感觉。

二诊（7月23日）：胸中噎膈感已消，但转移至右胁肋。察经：右侧手少阳经有结络，且敏感压痛。取手少阳为主调理。针支沟、阳陵泉、胸胁部阿是穴。针后，胁肋部异常感消除。

半年后电话随访，食道噎膈病症未再复发。

【医案分析】患者初诊曾经感觉背部胸椎处不适，请推拿医生整理胸椎。整脊后感觉胸椎轻松，但噎膈感并未减轻。遂改做针灸治疗。经络诊察可见手厥阴、手少阳、手足阳明，第4-5胸椎之间椎间隙明显狭窄压痛，胸膈气机闭阻，食道噎膈症候与手厥阴缝隙饱满及背部异常完全对接。故以厥阴病论治，噎膈消失，转胁肋不舒，与少阳气郁相关，说明气机由里出

经络医学临证研习录——针灸与小儿经络推拿医案

表，遂取少阳治之取效。

案 4：吕某，男，32 岁。

初诊日期：2017 年 7 月 30 日。

主诉：胸闷憋气 6 年余。

病史及症候：11 年前暑天打篮球后出汗很多，吹电风扇 20 多分钟后，胸口出了一串白色疙瘩并感觉胸口憋闷，后间断出现胸闷感，并发现双侧上肢掌侧也陆续出现相同的白色疙瘩，不疼不痒，多年未退。6 年前感觉胸闷症状开始明显，汗多体虚，易感冒。刻下症：面色㿠白，自汗出，胸闷短气。舌暗苔白，脉沉。

经络诊察：手厥阴经曲泽异常明显，手太阴经异常，足阳明经张力高。

辨经：病在厥阴经。

选经：厥阴经、阳明经。

选穴：开四关、曲泽、郄门、曲泉。

二诊（8 月 6 日）：胸闷憋气明显好转，感觉咽痛明显，汗出仍甚。察经：手厥阴经异常消失，胸口白色疙瘩缩小。手太阴经、少阴经异常。

四关、郄门、尺泽、复溜，针后咽痛明显好转。

三诊、四诊（8 月 13 日—8 月 20 日）：咽痛已消，胸闷症状消除，汗出已减轻，胸口及双侧前臂瘢痕疙瘩明显减小。原方调治。

1 年后随访，症状未复发。胸口及前臂白色疙瘩已不明显。

案 5：鲁某，男，26 岁。

初诊日期：2016 年 2 月 5 日。

主诉：胸闷憋气 20 余日。

病史及症候：因单位人事关系不顺，感觉烦闷憋气 20 余日，夜间加剧，不能平卧。刻下症：神情低落，睡眠严重受影响，食欲差，大便略干，一日一行，舌淡苔白，脉寸虚，右关弱。

经络诊察：手太阴经、少阴经异常明显，厥阴经异常次之，手足不温，胸部膻中压痛，背部至阳压痛。

辨经：病在厥阴经，属胸膈郁滞。

选经：厥阴经、阳明经、任脉、督脉。

选穴：针四关，膻中、至阳（撰）。

针后，膻中、至阳撰出黑紫痧印，顿觉胸中豁然，憋气顿消。

配伍中药 3 剂，立法宽胸理气。

丹参 15 克，瓜蒌 10 克，菖蒲 10 克，远志 10 克，甘草 6 克，桂枝 9 克，党参 12 克，生地黄 30 克，麦冬 10 克，麻仁 10 克，生姜 3 片，大枣 3 枚，水煎，早晚分服。

第二天回复，胸闷憋气已大为好转，夜间已能平卧。

服药 3 剂后，1 周后回复症状已消。

针灸治疗胸胁病症总结

以上 5 例病案均属胸胁部位不适，1 ～ 4 病案的胸胁病各有不同诱因（图 3-2），病症表现各具特点。但经络诊察所见基本相似，以手厥阴经异常最为突出，此外兼有足阳明经、任脉胸骨后缘或督脉胸椎 3-7 节段的压痛，症候除了胸胁部主症外，多兼有胃肠积滞的表现，同时有情志不舒的诱因。均以调整厥阴经、阳明经为主获得迅捷疗效。

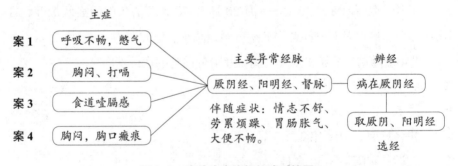

图 3-2 胸胁病案症候经脉对接图

案 5 虽然厥阴经异常不突出，但是胸骨后及胸背部压痛突出，仍然属于厥阴病症范围。因病程短，病变范围局限，全身气血不衰，以开四关配合局部撰法快速起效。

可见临证取效的关键还是在于辨清病机，以上 5 例病症表现完全不同，但是经络的表现却基本相同，在疏泄厥阴气机的治则指导下针灸，气机宣散的同时，各症均消。

抑郁症案（3例）

案1：车某，女，60岁。

初诊日期：2017年6月28日。

主诉：心中苦闷、憋气半年余。

病史及症候：近1年来因各种家庭矛盾，心中郁闷不舒，半年来逐渐生出厌世情绪，情感淡漠，与人相处有恐惧感。刻下症：面色晦暗发青，口唇舌色暗紫，苔薄腻，脉极沉。

经络诊察：手厥阴经郄门至曲泽一段明显鼓胀压痛，没有缝隙。足厥阴经、足阳明经异常，督脉第3-7胸椎椎间隙紧，指压疼痛。

辨经：病在厥阴经。

选经：厥阴经、任脉、督脉。

选穴：点刺至阳、身柱，针曲泽、曲泉、内关、膻中、足三里。

起针后，摸膻中出黑紫色痧。感觉心中豁朗，情绪明显轻松。

二诊（7月1日）：上诊后疗效持续两天，第三天与家人又发矛盾，心情复又沉闷，憋气严重前来就诊。原方加蠡沟、支沟、阳陵泉。嘱治疗期间回避与家人矛盾，巩固疗效。

三诊（7月4日）：情绪已好转。察手厥阴经鼓胀已松弛，压痛已不明显。足阳明经缝隙紧张度较高。针手足三里、上巨虚、内关、蠡沟。

四诊（7月11日）：情绪已平稳，针曲泽、曲泉、内关、蠡沟。

五诊（7月18日）：症同前，察经：手足厥阴经异常已消失，足阳明经有异常。继续调理厥阴、阳明经。开四关、内关、蠡沟、手足三里。

疗效：五诊后感觉自己情绪已经可以控制，觉得过去的厌世情绪非常荒诞。并做好与家人矛盾的处理方案，思维恢复理智。面色、舌色及脉象都有显著改变。随访2年病症未见反复。

案2：李某，女，52岁。

初诊日期：2017年12月24日。

主诉：胸闷憋气2月余。

病史及症候：患者旅居国外，2个月前家中突遭重大变故，出现胸闷憋气，腹部胀气。医院检查：转氨酶剧增，一直高达300单位。余未见异常，饮食可，两个月体重增加5公斤，大便干燥与不成形交替出现，睡眠差。月经之前比较正常，突然中断。刻下症：面色黧黑，食可，常感口渴，大便干燥，眠差。舌体内缩，质干，色暗，脉细涩。

经络诊察：太阴经、阳明经、厥阴经、少阳经异常，腹部柔软，中脘、天枢处有压痛，背部督脉及膀胱经胸段明显有紧涩增厚感。胸骨面有压痛。

辨经：厥阴经气郁。

选经：太阴经、厥阴经、阳明经。

选穴：针四关、内关、蠡沟、尺泽、阴陵泉、玉堂、至阳。

二诊（12月27日）：大便明显顺畅，胸闷、腹胀略减轻。

针四关、内关、中都，点刺至阳、筋缩、神堂。

三诊（2018年1月2日）：患者面色微红，明显转亮，胸闷亦明显减轻，口已不渴，但仍然胃胀、腹胀，食后嗳气、打嗝。舌暗，脉略微有力。

针四关、内关、公孙、地机、上巨虚、下巨虚，点刺至阳、筋缩、神堂。

四诊（1月5日）：三诊后胸闷已不明显，大便顺畅，腹胀已减轻，余症均转平稳。以厥阴经、阳明经调理善后。针四关、曲泽、内关、蠡沟、手三里、足三里。

四诊后患者去印度旅游，2个月后从国外电告，自针灸治疗后感觉心胸畅快，明显有轻松感，最近去医院复查转氨酶已降至正常范围。

案3：吴某，女，25岁。

初诊日期：2018年12月16日

主诉：焦虑郁闷7年余。

病史及症候：病起于高三准备高考期间，由于精神压力过大，情绪低落，出现月经过少甚至闭经半年。医院诊断抑郁症，休学1年。后一直服抗抑郁药。刻下症：体胖，情绪不高，自己独处有恐惧感，月经前胸闷胀，月经量少、色暗，周期较准。饮食可，大便不畅，两三天一行，睡眠差（入睡困难），舌暗苔厚腻，脉沉弱。

经络诊察：手太阴经、足阳明经异常。手厥阴经曲泽穴处有较大结块，郄门至曲泽一段缝隙闭阻，足厥阴经小腿中段压痛明显，手足少阳经缝隙满，督脉胸段压痛，少腹部有压痛，胸骨面有增厚感。

辨经：厥阴经郁滞，胸膈气滞。

选经：太阴经、厥阴经、阳明经。

配穴：针四关、曲池、曲泽、曲泉、尺泽、阴陵泉、璇玑、神道、筋缩。

二诊（12月23日）：一诊后觉胸中舒畅，大便较通，面色转佳，内心喜悦，1周睡眠较好，舌显红润之色。点刺胸4-5棘突间隙、至阳、筋缩，针四关、内关、蠡沟、尺泽、阴陵泉，撮璇玑出黑色瘀点。

三诊（12月30日）：适逢月经来潮，情绪不佳，睡眠不佳。

针四关、内关、蠡沟、血海、三阴交、支沟、阳陵泉。

四诊（2019年1月6日）：诸症渐缓，可以独处，焦虑感已减轻许多。本次月经量依然较少，但排出血块较往次多。最近聚餐较多，大便不爽，胃脘胀，舌苔较厚。察经：厥阴、少阳经原有郁结消散大半。太阴、阳明经异常较明显。配穴：尺泽、阴陵泉、曲池、上巨虚、血海、三阴交、支沟、阳陵泉，撮任脉胸部腧穴已无瘀点。

五诊（1月13日）：胃脘胀闷消除，大便好转，舌苔消退。情绪平稳。

点刺胸4-5棘突间隙、至阳，针曲池、曲泽、内关、蠡沟、足三里、阳陵泉。

六诊（1月20日）：症状继减。针四关、曲池、足三里、支沟、阳陵泉。

春节期间停止治疗。微信反馈，治疗后第二次月经前情绪平稳，月经量色均有好转。抑郁症候有持续好转。

随访1年，病情稳定，未见反复。

【医案分析】总结以上三个典型案例，临床症候及经络诊察有几项重要特征：①情志症状突出于躯体症候，躯体症状最突出的是睡眠差，有的甚至彻夜不眠，年轻女性多有月经少甚至闭经症状。②四肢部位以厥阴经、少阳经异常最为突出，手厥阴经多见经脉缝隙的闭合，缝隙不清，曲泽穴处有较大郁结，可触及较大结块，此处撎法可出黑色痧印；同时可察及阳明经异常，多伴有大便不畅、量少等肠道症状。③督脉第 4-5、7-8、9-10 胸椎棘突间缝隙狭窄，有明显压痛。④任脉胸骨段多有明显压痛，撎法可出紫痧。⑤腹部脐周深层压力较大，甚至有硬结。以上经脉异常现象在病症缓解后会随之消退。

《素问·天元纪大论》曰"天有五行御五位，以生寒暑燥湿风；人有五脏化五气，以生喜怒思忧恐"，说明人体情志变化同样属于脏腑经络气化的范畴，情志病可以通过经络气化的调整而得到有效治疗。选择治疗经脉时，在厥阴、少阳经的基础上配伍阳明经，可加强通降气机的作用，改善腹部的气机压力，使肝胆气机通畅。据临床文献报道，针灸治疗抑郁症疗效可靠。笔者也在临床发现针灸治疗抑郁症见效很快，多可在一诊后即能出现明显疗效。

胸痹案（1 例）

钟某，女，42 岁。

初诊日期：2014 年 12 月 13 日。

主诉：反复发作心绞痛 3 个月。

病史及症候：肾病，血压高 10 余年。1 年前出现尿潜血，尿蛋白（++），服中药后（处方不详）出现心绞痛。全身出汗，心前区压榨痛，舌头热，饮水不止，亦不能缓解。安贞医院治疗 2 个月后出院，心绞痛症状仍然每日发作，故求诊于针灸。刻下症：心前区不适，左肩痛，胸闷烦躁，心跳无力，大便不成形，饮食可，睡眠差，有惊恐感。舌暗苔少，脉沉寸弱。

经络诊察：手足不温。太阴经、厥阴经、阳明经异常。腹部触诊，脐周硬且凉。

辨经：病在厥阴经。

选经：太阴经、厥阴经。

选穴：曲泽、内关、曲泉、太冲、尺泽、阴陵泉、膻中。

二诊（12月17日）：左肩痛明显缓解，胸闷郁热。针四关、尺泽、阴陵泉、曲泽、内关、曲泉。

三诊（12月20日）：左肩痛已消失，睡眠转佳，恐惧感已很少。察经：阳明经异常明显，厥阴经异常已减轻。针神门、支正、内关、阴陵泉、阳陵泉、丰隆。

四诊（12月24日）：出现心前区压榨性疼痛两天。针四关、曲泽、至阳、神堂、内关。

五诊（2015年1月3日）：本周心前区疼痛发作两次，每次5～10分钟，感觉胸部有气窜向两臂。针内关、曲泽、曲泉、蠡沟。

六诊（1月10日）：症状继续减轻，脉象沉略微有力。针四关、曲泽、曲泉。

七诊（1月17日）：昨日晚餐进食较多，夜间心绞痛发作，持续约1小时。舌尖红，脉细结代。察经：阳明经异常明显。点刺神道、至阳，针感传至左胸胁，针少海、尺泽、阴陵泉、足三里、三阴交、内关、厉兑。

八诊（3月1日）：春节停诊1个多月，期间未发生严重心绞痛，有时出现心前区轻微不适，发作时间在晚7～9点，一般几分钟即可缓解。大便依然不成形。舌淡暗，舌苔正常（之前少苔），脉左侧有力，略沉。

察经：手厥阴经已正常，手少阴经灵道一带较硬。手少阳经有轻微异常。足阳明经异常明显，结块较多。督脉神道、至阳穴压痛明显。大便不成形与阳明经对接，取手足阳明经、厥阴经、太阴经。点刺神道、至阳，针足三里、阴陵泉、曲池、下巨虚、内关、建里、天枢。

九诊（3月8日）：心绞痛症消，自述胃纳不香亦有明显好转，追问病史，胃中胀满已10余年，治疗心绞痛期间，配合阳明经的调治，胃部症状也随之明显减轻。针手三里、足三里、尺泽、阴陵泉、曲池、下巨虚、建里、天枢。

十诊（3月15日）：心绞痛已许久未发，胃胀气也明显减轻，触诊腹部温暖平软（以前腹部硬且较凉）。舌质暗、少苔及齿痕均逐渐减轻，脉象较之前有力。治疗同前。

十一诊（3月22日）：患者恢复全日工作，劳累后，曾发作一次心前区不适，但只是轻微发紧，不似从前绞痛憋闷。针手三里、足三里、尺泽、阴陵泉、曲池、下巨虚、建里、天枢。嘱注意饮食休息调护。

随访2年，症状未再复发。

【医案分析】此病例是较为严重的心脏病患，来诊时刚从某三甲心脏专科医院出院。心绞痛频发，几乎每天均会出现，无法正常工作。主症及症候结构分析有以下特点：一是心气不足，表现为心慌、惊恐、睡眠不实。二是心脉痹阻，表现为胸闷、心绞痛发作。经络诊察以手厥阴经与足阳明经异常最为明显。病程以春节为界分为两个阶段，第一阶段从初诊到春节前，治疗以疏通心脉痹阻立法，选曲泽、曲泉，内关、太冲两组对穴，配合心包募穴膻中和督脉神堂、至阳，清泄胸膈郁热，同时配合尺泽、阴陵泉这组太阴经合穴，行气化湿。这一阶段心绞痛症状得到明显改善。第二阶段则是春节回来复诊之后，此时心绞痛已不明显，仔细察经，发现厥阴经异常较轻微，更明显的异常在足阳明胃经。追问病史方知患者胃中胀满病症已10余年，大便常年不成形。胃与心包之间的关系似为该病变的基础，故初诊时手厥阴经与足阳明经的异常最为明显，腹部触诊较硬且凉。只是由于初诊心绞痛症状严重，胃胀满一症未能引起医者的足够重视。分析该病由胃中胀满开始，逐渐造成胸膈气机阻滞，继而发为心包气机不畅，心血瘀阻，心阳不振，后逐渐导致心气虚损，继而加重心脉痹阻的病机，形成恶性循环，出现了前面分析的两种症候结构交织的状态。

梳理清晰病症的发展脉络，根据察经、辨经的结果，先以宣通痹阻为突破口，然后补益心气，达到阻断病变循环的目的。疗效迅速，也打消了患者的疑虑和担心，惊恐消除，睡眠转佳，反而形成了良性循环。在病症得到稳定缓解后，再对患者的胃部症状进行了调理，并针对其不良的生活习惯做出指导，使病症稳定，得到较彻底的治疗，随访两年未再复发。

青光眼案（2例）

案1：谭某，女，31岁。

初诊日期：2017年7月9日。

主诉：双侧眼压高1年余。

病史及症候：双目干涩疼痛1年余。医院诊断：双侧闭角型青光眼。眼压最高时29毫米汞柱，现滴眼药水控制在20毫米汞柱左右。曾服中药7个月，因效果不佳停药。自觉病症与产后抑郁有关，患者产后16天做了一次手术，术后渐渐开始出现眼睛的症状。刻下症：双目肿（感觉泪道堵塞），干涩疼痛，不能睁大，未伴有头痛。症状随情绪变化或者因劳累时轻时重，休息可以缓解，每日晨起时眼睛肿胀明显。1年来体重增加5公斤，素有颈椎病，双上肢麻木发胀，手脚凉。按摩后症状可缓解。舌淡暗胖，边有齿痕，脉沉细。

经络诊察：手厥阴经、手太阴经（孔最处条索明显）、手阳明经、手少阳经、足厥阴经、足太阴经、足阳明经、足少阳经、督脉异常。

辨经：患者病变牵连经脉广泛，考虑病症与情志关系较密切。察经亦发现厥阴经异常突出，判断主病在厥阴经。

选经：厥阴经、阳明经为主。

选穴：针四关、曲泽、曲泉、行间、筋缩、肝俞。

筋缩的针感强烈传向四周，即感眼睛明亮舒适。20分钟后起针，患者自觉眼睛干涩疼痛消除大半。

二诊（7月12日）：上次针灸后的效果持续到第二天上午，每日晨起感觉的双目重胀感消失。到下午看电脑工作后，感觉眼睛又开始发胀。察经：厥阴经异常有缓解，继续取厥阴经，少阳经辅之。针四关、曲泽、曲泉、行间、支沟、阳陵泉，点刺至阳、筋缩、脊中、膈俞、肝俞、脾俞。

三诊（7月16日）：治疗后，疗效一直稳定。治疗处方同前。

四诊（7月23日）：察眼压左侧17毫米汞柱，右侧17.6毫米汞柱。察经：经脉异常明显减少，膀胱经头部发现明显压痛部位。配穴在上诊基础上加承光、通天。头部腧穴针后感觉泪道堵塞明显减轻。

五诊—八诊（7月30日—8月20日）：诸症明显减轻，继续以厥阴经、少阳经、阳明经为主要治疗经脉。

随访半年，病情稳定。

案 2：王某，男，24 岁。

初诊日期：2018 年 1 月 28 日。

主诉：双侧眼压高 3 个月。

病史及症候：2017 年 11 月单位体检发现双侧眼压高，左侧 31 毫米汞柱，右侧 28.9 毫米汞柱，医院诊断药物性青光眼。过敏性鼻炎（动物皮毛过敏）10 余年，2016 年做鼻中隔偏曲手术，术后未见明显改善。晚上睡觉鼻孔不能呼吸，曾用鼻炎药物辅舒良（含激素）半年，其副作用之一可导致青光眼。目前使用降眼压药水，左眼眼压 28 毫米汞柱，右眼眼压 27 毫米汞柱。刻下症：目胀，面肿，鼻塞，睡眠质量不佳，饮食可，大便通，日一行，但量不多。舌红苔厚，脉沉弦。

经络诊察：手太阴经（孔最处缝隙狭窄）、足厥阴经（中都僵硬）、督脉、阳明经异常。

辨经：病在厥阴经，本在太阴经。

选经：厥阴经、阳明经为主。

选穴：针四关、中都、筋缩、睛明、风池、通天、上巨虚、下巨虚。

二诊（2月4日）：上诊针后鼻子即刻通畅，眼睛轻松，但疗效仅持续半天。后鼻子继续堵，眼压左侧 28 毫米汞柱，右侧 27 毫米汞柱。针灸治疗同上。

三诊（2月6日）：症状持续好转，鼻塞仍然存在。双侧眼压 21 毫米汞柱。针四关、曲泽、手三里、足三里、通天。

四诊（2月13日）：眼压降至左侧 17 毫米汞柱，右侧 18 毫米汞柱。针灸处方同上。

五诊（3月15日）：时值春节，停诊 1 个月，眼压维持在左侧 21 毫米汞柱，右侧 22 毫米汞柱，自觉鼻塞症状明显减轻，面部肿胀明显减轻。针四关、中都、筋缩、睛明、攒竹、风池、通天、尺泽、阴陵泉、上巨虚、下巨虚。

六诊（3月22日）：眼睛胀感已消，鼻子虽时常会堵，但已经减轻许多，自觉面部肿胀消失。四关、尺泽、曲泽、上巨虚、下巨虚。

患者因工作调往外地而停诊。3个月后随访，双侧眼压已经稳定在21毫米汞柱左右。

【医案分析】两例青光眼病患主要病经均在厥阴，但细致分析，二者存在不同的病机特点。案1以产后抑郁为主要病因，病症随情绪变化或者工作劳累而加重，休息后可明显减轻，结合经络异常辨经主要在厥阴。案2发病没有明显的情绪诱因，在经络诊察中发现除了足厥阴异常外，患者手太阴经的瘀滞非常严重，患者曾长期使用一种鼻炎滴鼻剂，提示持续严重的鼻部气机瘀滞应该是本病的主要病因。结合案2患者的舌脉等表现，除了厥阴瘀结的病机同时还存在太阴阳明气机不畅，鼻窍属于手太阴肺系器官，而足厥阴肝经循行联系鼻咽与眼睛，鼻窍的气机运行与眼目关系极为密切，故调整太阴阳明气机对改善厥阴经异常有重要的辅助作用。两病患的治疗虽然都以调整厥阴少阳经为主，但是在选经配伍上，前者以厥阴经、少阳经、背俞穴为主，后者以厥阴经、少阳经、太阴经、阳明经为主，治疗的差异源于二者经络气化状态和影响因素的不同。

青少年单侧近视案（1例）

潘某，女，17岁。

初诊日期：2015年9月4日。

主诉：右眼视力下降1年余。

病史及症候：1年多前升入高中，因功课突然增加，感觉右眼视力明显下降，去年11月体检右眼视力0.8。家长带其求针灸治疗。刻下症：左眼视力1.5，右眼0.6。舌淡红，脉沉细。

经络诊察：第2、3颈椎向右侧突出，右侧少阳经经筋僵硬。

辨经：病在少阳经筋。

选经：调理少阳经筋，针灸配合耳穴，1周1次。（因学习压力较大，只能保证每周1次的治疗时间）

选穴：针四关、风池、光明、足临泣、外关。

二诊—八诊（9月13日—11月7日）：症状无明显变化。针风池、翳明、光明、足临泣、外关。由于患者学习压力较大，嘱其注意用眼姿势，并教其自我按摩颈部的方法。8次为1个治疗疗程。

九诊—十二诊（11月14日—12月21日）：第1疗程结束，自我感觉颈部轻松，眼睛明亮许多。经络诊察之前少阳经结块基本消除。颈椎突出依然存在，察左侧足少阳经足临泣、光明处刺痛，有明显结块。检查视力：右0.6、左2.0。以调理厥阴经、少阳经为主，处方：针四关、风池、翳明、睛明、光明、足临泣、外关。请推拿医师配合颈椎治疗。

十三诊（12月26日）：察左侧足少阳经足临泣、光明处刺痛消失，结块明显缩小，颈部右侧僵硬已明显减轻。体检：右1.0，左1.5。针四关、风池、翳明、睛明、光明、足临泣。

十四诊—二十一诊（2016年1月2日—3月20日）：面临高考，时间紧张，改为每周一次耳穴配合按摩。耳穴处方：神门、肝、肾、目1、目2、眼。继续治疗两个月（8次治疗），患者右眼视力稳定在0.8～1.0。

二十二诊（3月5日）：高考前体检右0.8，左1.5。耳穴原方配合推拿治疗4次。因高考时间紧张结束疗程。

2016年7月随访：视力稳定，高考结束后感觉眼睛轻松。后赴外地就读大学。1年后因感冒前来就诊，述两眼视力已恢复平衡，现右1.2，左1.5，大学学业已轻松很多，检查颈椎已无明显僵硬感。

【医案分析】青少年单侧近视在临床不少见。经过诊察这类病症基本存在颈椎偏歪及曲度异常，导致视神经营养通路受阻，影响视力。在治疗中要将颈部肌肉筋骨的位置调整作为一个重要的治疗原则，再配合改善与眼部联系密切经络气化状态达到治疗目的。由于青少年近视的产生与课业负担重、用眼过度等因素有关，需要多方面配合治疗，单纯治疗疗效很难持久。对青少年近视采用推拿、耳穴配合针灸治疗可以有效地延长治疗效果，又可以针对患者颈项眼部病灶直接改善脑部神经血液循环供应，是非常实用的治疗方案。

耳鸣案（1例）

马某，女，80岁。

初诊日期：2018年10月14日。

主诉：感冒引起左侧耳朵听力下降1年。

病史及症候：双耳听力下降多年，有潮水般耳鸣声。1年前因感冒引起左侧耳朵听力下降，近半年，左耳隆隆样杂音严重，导致听力严重下降，连带左侧头闷胀不舒，服药无效，转求针灸诊治。刻下症：双耳听力弱，左耳杂音严重，颈椎病连及左肩疼痛，舌红苔略白腻，左脉沉。

经络诊察：手厥阴经、手少阴经、手太阳经、手少阳经、足少阳经异常。

辨经：病在少阳经，左耳及左侧头颞侧闷胀属少阳经。

选经：以少阳经为主，太阳经辅之。

选穴：针外关、足临泣、四关、阳陵泉、风池、翳风、颔厌、听宫、角孙、天柱、颈部阿是穴。

二诊（10月21日）：左侧低频耳鸣已经明显减轻，原来炒菜时听不到菜倒进油锅的声音，现在很清晰。左侧颈肩转侧不适稍缓。

察经：左侧手少阳经的异常已经明显减轻，头左侧颞部的压痛也明显减轻。但仍然感觉左侧颈部转侧不适。脉诊左脉已不沉。病症、脉象及经络状态有明显改变，病在太阳经为主。故以太阳经治疗为主，少阳经辅之。

选穴：颈部阿是穴、天柱、风池、翳风、听宫、角孙、环跳、阳陵泉。

三诊（11月11日）：左耳听声音已清晰，左侧颈椎活动轻松，头目清爽。左腿、左肩怕风。

察经：手太阳经、手少阳经、足太阳经、足少阳经经脉异常已经明显消失，症状亦持续缓解，二诊原方治疗。

因患者从外地赶来看病非常不便，嘱停诊观察。家属微信联系，一直平稳，情绪非常舒畅。

【医案分析】本案耳鸣有两个特点，一是双耳多年的耳鸣如潮伴听力下降，属于年老肾虚的退行性病变。二是 1 年来左耳出现隆隆样杂音的耳鸣，分析病因与感冒有关，经络诊察左侧少阳经明显异常，结合舌脉属于少阳郁结，同时伴有热象。以四关宣通厥阴气机，外关、足临泣、风池清泻肝胆风热，辅助颈部天柱及阿是穴宣散太阳气机，助少阳气机向太阳表层转输。本案一诊即解决左耳耳鸣病症，后两诊以宣散太阳气机改善颈椎病症为主，获得较满意疗效。

耳聋案（1 例）

曾某，男，56 岁。

初诊日期：2020 年 4 月 28 日。

主诉：右耳突发耳聋 20 天。

病史与症候：患者双侧耳鸣多年，近些年感觉右耳听力逐渐下降，但不影响工作生活，20 天前，无明显诱因，晨起发现双侧耳鸣声音明显增大，右耳完全听不见，人感觉极度不平衡，头部闷胀，去医院就诊，予营养神经药物及补肾气中药服用 1 周无效，头目昏胀加重，故求针灸诊治。刻下症：右耳耳聋，食可，眠差，大便正常。舌红少津，脉滑数。

经络诊察：手少阳经、足少阳经异常。

辨经：少阳火盛所致，病在少阳经。

选经：手足少阳经为主要治疗经脉。

选穴：针四关、支沟、阳陵泉，右侧风池、翳风、听宫。

二诊（5 月 1 日）：一诊后，患者感觉双侧耳鸣声音小多了，双侧听力平衡感好多了，但是听人说话还是不清楚。一诊处方去四关，加针外关、足临泣。

三诊（5 月 5 日）：耳鸣声音未变化，右耳听力明显提升，已经能够听见旁人说话。针中渚、外关、足临泣、侠溪，及右侧听会、风池。

四诊（5 月 10 日）：感觉右耳听力已经恢复到之前的水平，头目闷胀感已消退，感觉轻松，但右耳听力依然稍弱。针外关、足临泣、右听会。

四诊后，患者听力恢复至之前水平，虽听力仍弱于左侧，但已没有发病时的闷胀、失衡感。属显效停诊。

随访 2 个月，未再复发。

【医案分析】本病双耳耳鸣、右耳听力稍弱已多年，属慢性病。但右侧听力突然丧失属于急性病症，辨别病症虚实是治疗的第一步。发病时尚未立夏，但是北京气候异常炎热，4 月气温已达 20℃以上，有时可以达到 30℃。20 天前发病诱因不明，除了主症耳聋之外，尚有头部闷胀、耳窍堵塞之感，舌红少津、脉滑数之象均支持少阳实热的辨证，所以服用补肾药物症状反而加重。经络诊察可见双侧手足少阳经异常，尤其是手少阳经络缝隙狭窄、僵硬，亦能明确病经在少阳。以手按压双侧耳郭前后，右侧头颞侧及耳周可触及明显饱满肿胀感，可见右侧耳窍周围经络瘀滞严重。故一诊以开四关宣通全身气机，取支沟、阳陵泉清泄少阳郁结，以右听宫开窍启闭，右侧翳风、风池清利头目，疏散耳窍周围经络。一诊病症有所缓解，继续以中渚、外关，足临泣、侠溪等穴疏解少阳风热，清泻肝胆，调理 4 次即获痊愈。虽然痊愈后患者右耳听力仍然不如左耳，但本次耳聋病症属急性发作之新病，与之前的听力差属于两种病。

眼角流泪案（2 例）

案 1：沈某，男，32 岁，教师。

初诊日期：2017 年 3 月 20 日。

主诉：左侧眼角流泪 5 年余。

病史与症候：患者 5 年前头部长疱疹，后动手术切除，伤及帽状腱膜。此后开始出现左侧眼角流泪现象，并逐渐加重，讲课时要经常擦拭眼泪，眼角皮肤出现皲裂。刻下症：左眼角潮湿，左侧眉毛、眼角松弛下垂。饮食、二便可，睡眠佳，舌红，脉滑。

经络诊察：左侧额角有明显条索。左侧眉毛低于右侧（图 3-3A），左侧鼻唇沟较浅，且左侧头侧皮肤与右侧比较松弛，右侧足临泣有结节且压痛。

　　辨经：病在少阳经。

　　选经：取之少阳经。

　　选穴：右足临泣、左外关、左颔厌、头维、风池，艾灸左侧皮肤松弛部位。

　　二诊（3月25日）：一诊后即感觉左眼流泪症状消失。3天后又开始流泪，但症状程度已明显减轻。针灸治疗同前，嘱患者自己艾灸患处。

　　二诊后左眼流泪明显缓解，讲课时已不用经常擦拭眼泪。

　　随访1年，流泪已不明显且未复发。患者两侧眉毛高度对称，鼻唇沟双侧对称（图3-3B）。

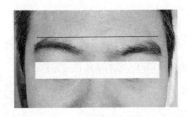 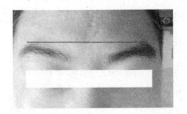

A 治疗前（左侧眉毛与眼角松弛下垂）　　B 治疗后（左侧眉毛与眼角提升与右侧平齐）

图3-3　治疗前后患者左右眉位置对比

案2： 李某，女，36岁，教师。

　　初诊日期：2018年10月11日。

　　主诉：右眼角流泪15个月。

　　病史及症候：患者生完2胎后，出现右侧眼角流泪，平时总感觉眼角潮湿，遇冷空气、迎风流泪严重。去医院眼科检查：左眼无泪道，右眼泪道正常。行泪道冲洗术，并滴眼药水2周，无效，求针灸诊治。刻下症：右眼角流清泪，无黏着感。无其他明显症状，脉象弦细，舌淡红苔薄。

　　经络诊察：右侧足少阳经异常明显，足临泣处增厚疼痛，阳陵泉下5寸一段僵硬压痛，手少阳经支沟有硬结。右侧颞部可触及多个条索状异常。

　　辨经：病在少阳经。

选经：取右侧少阳经调治。

选穴：针右侧外关、足临泣、支沟、阳陵泉、颔厌、太阳。

二诊（10月14日）：自述一诊后第二天早起送孩子，骑电动车迎风未出现流泪症状，疗效持续了两天，第三天早上又出现轻微潮湿。适值寒露节气，清晨冷风尤甚，但已觉病去大半。经络诊察发现少阳经脉异常明显减轻，尤其是胆经阳陵泉以下部分已不再僵硬。右侧头颞部的条索已变为细丝状，但患者右侧半边脸略肿，面部少阳经的腧穴依旧敏感。手足少阳经与阳明经在面部的交叉甚多，考虑阳明、少阳合病，综合治疗。针右侧外关、足临泣、合谷、阳陵泉、颔厌、太阳、四白。诊后第2天清晨途中遇其骑车，观察眼角没有任何泪痕。

三诊（10月18日）：白天基本已经不流泪，唯余清晨骑车送孩子还有轻微的流泪。察经：之前右侧足少阳经足临泣处结块已消失，右侧颞部的条索也已经不明显。治疗同上。

四诊（10月21日）：症状稳定，只是清晨尚有流泪。考虑可能有少阳经经气虚损，艾灸右侧阳池、太阳。

五诊（10月22日）：第二日反馈，流泪加重。察经：右手关冲压痛。关冲放血，血色鲜红且出血较盛，说明经脉仍有余火。昨日艾灸属不妥之举。

五诊后当天流泪症状立即缓解。嘱清淡饮食调养，病症痊愈停诊。

随访1年，病症已消，未再反复。

【医案分析】两例眼角流泪案虽小，却甚有趣味。两个案例在临床表现、经络异常等方面有同有异。两案均为单侧眼角流泪，少阳经异常却表现在不同的侧别，仔细察经辨经，分析追问细节，同时查阅文献，甚有收获。

案1患者左眼角流泪已有5年，但是诊察经络时，足少阳经下肢部异常却发生在右侧。《灵枢·经筋》曰："颈维筋急，从左之右，右目不开，上过右角，并跷脉而行，左络于右，故伤左角，右足不用，命曰维筋相交。"以前读此段经典，总是疑窦丛生，为什么会出现左右交叉的现象，这在此案患者身上却有生动的诠释：患者5年前曾经伤及左侧头部，这样看来，5年来的眼角流泪与这次头部手术有着直接的联系。采用右足临泣配合左侧外关及左侧额角局部腧穴治疗取得了快捷的效果。

案2的治疗过程既有预期的喜悦，也有出人意料的反复。患者先去了医院进行眼科泪道检查，结果令医生疑惑，病人没有左侧泪道，按理应该左眼流泪才符合逻辑，为何反而是右眼流泪？在进行经络诊察时却发现，患者右侧足少阳胆经从头到脚都有非常明显的异常反应。所以本案从足少阳胆经入手治疗取得速效。由此可见，我们中医要有自信，中医对病症的认识相比西医而言有自己独特的优势。另外，胆经在头面部的循行是非常复杂的，我们在处理头面五官病症时，需要细致诊察头面部相关经脉，确定精准的病变部位再取穴针刺，不能单凭经验进行处置。

但是本案也反映出经络诊察在判断虚实上存在很大难度，在治疗过程中，稍一疏忽就犯了实实虚虚之误，致使已经出现的疗效丧失殆尽。本案在三诊治疗后已经取得稳定效果，白天基本已经不流泪，经络异常也已经不明显。四诊笔者参照了案1的治疗经验，考虑患者产后出现流泪是否也有少阳经经气虚损的病机，遂采用艾灸右侧阳池、太阳。这一处置导致了症状加重，右眼流泪不止。第二天经过诊察发现手少阳气机瘀滞加重，关冲放血，血色暗红呈涌出状，由于五诊处置及时，症状很快消失。说明五诊发现的少阳经火盛是艾灸治疗不当所致。因此临床切不可以自己治疗经验先入为主。王居易老师曾经说过："切勿把针灸学看作简单易学的科目，针灸学的理论基础是脏腑、经络、腧穴、手法，比之中医内妇外儿诸科尤为难知，而经络医学的滞后现状尤为严重，现代更把针灸学列为简便易学的学科，使人走入误区，我们要努力改变这种局面！"以此为鉴，老师教导应时刻谨记！

后记：眼角流泪案例我再三查阅文献，未见相关报道，可见是临床研究中不多见的一个病症，但是在临床所见却不少。西医一般认为是沙眼或者是泪道闭锁等器质性改变所致，但是笔者接诊的两例患者却不符合西医的认识，甚至出现自相矛盾之处。从中医经络的联系途径却发现了本病的病机所在，通过针灸调节虚实不同的病机取效，使病症好转。通过经络诊察为这种临床没有太多经验可循的病症提供了非常确切的治疗思路，确有极高的实用价值。后来偶尔翻看《针灸聚英》中的《百证赋》，书中一行小字"泪出刺临泣、头维之处"映入眼帘，令我心中甚是激动。看来古代针灸医生治疗眼角流泪早已总结了成熟的经验，是当今后辈粗心了！

面肌瞤动案（2例）

案1： 王某，女，48岁。

初诊日期：2018年11年14日。

主诉：左侧面部瞤动3天。

病史及症候：5天前开车时感受风寒，两天后出现面部瞤动，热敷、白芥子外敷均无效。刻下症：左目下方偏外侧可见肌肉瞤动波，发作间隔3～4秒。余未见异常。

经络诊察：左目外下方肌肉松弛（少阳经），左侧颈后（少阳经）僵硬。

辨经：邪在少阳之络。

选经：左侧少阳经。

选穴：面部阿是穴、左风池。针时可见针柄微微颤动。起针后，瞤动即止。

二诊（11月17日）：一诊后，瞤动大为减轻，只是在夜间安静时偶尔有发生，时间较为短暂。希望再诊治一次巩固疗效。检查：左侧后项部僵硬完全松弛，且无明显压痛。面部目下松弛缝隙已变紧致许多。效佳，原方治疗。针面部时，针柄仍然可见微微颤动，病人感觉有寒凉之气从针孔排出。

治疗两次，面部瞤动消失。随防1个月未再复发。

案2： 陈某，女，28岁，教师。

初诊日期：2019年3月5日。

主诉：右侧下眼睑瞤动3天。

病史及症候：3天前感觉右侧下眼睑跳动，自认为是由于开学初睡眠少导致，未做处理，近几日有意早睡，注意减少用眼，眼睑瞤动一直未减，感觉非常不适。故求针灸治疗。刻下症：右侧眼睑瞤动，瞤动部位在下眼眶一带，呈小幅度连续高频瞤动，余无不适。

经络诊察：右侧瞳子髎压痛明显，指下感觉胀满。双侧手少阳经外关、支沟一段胀满。

辨经：病在少阳经。

选经：右侧少阳经。

选穴：右侧支沟、瞳子髎，下眼睑瞤动处（针后可见针柄连续颤动）。

10分钟后，针柄颤动减轻，患者下眼睑仅余眼角处微微瞤动。起针，在眼角处平刺。20分钟起针，眼睑瞤动减轻大半。半小时后告之，瞤动一症已完全消失。

随访1个月，病症未再复发。

【医案分析】两例面肌瞤动案一实一虚。病症相同，如何做出虚实两种完全不同的诊断？主要依据在于患者不同的经络状态。案1患者面部肌肉松弛，经络缝隙空虚；案2则为面部经络胀满。可见案1病机为气血不能濡润面部；案2是少阳火扰动面部经络。由于两个病症均属初起，牵连经脉单纯，且病症范围局限。由于治疗切准病机，补虚泻实，故均能一诊而愈，疗效迅速。案1的治疗着眼于改善局部气血循环，驱寒外出；案2的治疗以支沟、瞳子髎配合疏散少阳风热，针两穴后，眼睑瞤动减弱，兼以局部卧刺阿是穴加强驱邪之力。

双目过敏案（1例）

许某，女，40岁。

初诊日期：2019年3月6日。

主诉：双目过敏3天。

病史及症候：1周前因外感出现鼻塞流涕，头项僵硬，腰背酸痛。3天后感觉眼睛痒痛。因每年春天易发作眼睛过敏，为防止症状进一步加重来求诊。刻下症：眼睛痒痛，双目微红肿，鼻塞，舌红苔薄黄，脉细数。

经络诊察：手足太阴经、手足阳明经、足厥阴经、手足少阳经、足太阳经、督脉。

辨经：风寒邪束太阳，厥阴经、少阳经风热。

选经：督脉、太阴经、阳明经、厥阴经、少阳经。

选穴：点大椎（加灸），针尺泽、阴陵泉、曲池、足三里、四关、蠡沟、内关、外关、足临泣、耳尖放血。

疗效：针后眼睛痒痛顿消，头项、背腰部僵硬亦明显好转。患者工作较忙，嘱春季清淡饮食，枸杞菊花代茶饮明目疏肝，勿熬夜。患者述近五六年每年春季眼睛过敏必发，每发眼睛疼痛红肿，无法工作，影响睡眠。3年前开始针灸治疗，每次甚效，所以今年刚一发作即来针灸。

针后症状即消，未再发作。

【医案分析】本案患者素体脾胃气虚，身体羸瘦，属虚热体质，故每至春季，肝气生发，肝胆阳热循经上扰，易发眼目过敏。3年前开始针灸，基本以疏理厥阴、少阳经为主，每每取得佳效。由于患者素体脾胃虚弱，本次发病又由外感风寒引发，所以经络诊察几乎所有经脉均有异常，初看辨经有些无从下手，但是结合患者以往病史，不难确认本病属于太阳、少阳合并病症，但究其病机根本还在于少阳火热，病发春季属少阳生发之时，内有少阳经郁火，内外交感发为眼目肿痛，风寒束表可加重内火郁结程度。所以需解太阳表邪与疏散少阳郁火并治，治疗时取督脉、太阴经解表宣肺，阳明经通畅肠腑，厥阴、少阳经疏散风热火邪，因治疗及时，一次获愈。

外阴部疱疹案（1例）

何某，女，55岁。

初诊日期：2017年3月8日。

主诉：外阴部疱疹2天。

病史及症候：近1年来血压偏高，视物不清，1周前去医院开中药，服用中药5剂后，出现外阴瘙痒并起红疹，停药后2天，红疹突出皮肤，摸之碍手且痛，与衣物摩擦影响走路。刻下症：左侧腹股沟散发红疹，有两处红疹带尖，疼痛较甚，不敢触摸，伴口苦，舌边红，苔花剥，左关弦滑。

经络诊察：痛痒部位为左侧肝胆经所过，足厥阴经异常，左侧足厥阴肝经小腿中段摸之肿胀，疼痛明显。足少阳经无明显异常。

辨经：病在厥阴经。

选经：取之厥阴经、少阳经。

选穴：针四关，左侧中都、行间、阳陵泉。针中都时针感传至胁肋部，当时奇痒顿消，留针 20 分钟。起针时红疹区域明显缩小，颜色变淡很多。两处带尖红疹起针后摸不到了，亦不觉痛（图 3-4）。

二诊（3 月 10 日）：自述皮疹已无大碍，检查红疹区域已消失，皮损处结痂。察经：之前出现的足厥阴经肿胀已消退。针四关、中都、阳陵泉巩固疗效。

1 周后告之已痊愈，外阴部结痂已脱落。

扫码看彩图

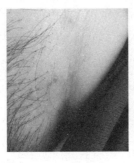
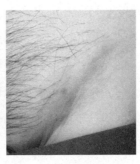
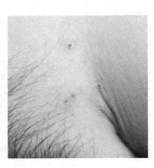

A 一诊前 B 一诊后 C 二诊

图 3-4　治疗前后疱疹图

【医案分析】本案患者发病前血压不稳，且眼疾反复发作，属阴虚火旺，厥阴经气机不畅之症，肝胆郁热不得宣泄，熏蒸少阳而发疱疹，眼疾、口苦、舌边尖红、脉弦等兼症，与瘙痒疼痛红疹主症一起构成肝胆湿热症候结构，经络诊察发现厥阴经肿胀与主症及其症候结构完整对接，是一个辨经对接非常清晰的案例（表 3-1）。

表 3-1　辨经对接

主症	兼症	症候结构	经络异常	辨经	选经
外阴疱疹	眼疾 口苦 舌边尖红 脉弦	疱疹（厥阴郁热）	足厥阴经	病在厥阴经	取之厥阴经

选经依据：肝经经脉异常最为明显，发病时间短，病变比较局限。故选足厥阴经为主。

选穴依据：此处选择开四关在于用太冲宣畅厥阴气机，配合合谷使热从内向外透达。中都属肝经郄穴，理气止痛效果最佳，用于本经气机郁结的疱疹病症非常相符。取穴时我曾犹豫是否取蠡沟，大学时曾听周楣声老有用蠡沟止外阴瘙痒的经验。但是我在诊察时发现中都处经气郁结感更强，手下能触到明显的张力增高，同时患者不仅感觉痒还有明显疼痛，故改选了中都。病症虽在厥阴经，还应取表里经的合穴阳陵泉疏解少阳经气，选行间配合疏泄肝热。不过本病经络气化失常比较局限，这一组穴我感觉可能多余了。

这个案例的价值在于"病症特点—异常经脉—快速疗效"之间清晰明确的关联路径，能够帮助初学者很好地理解厥阴经本经辨经选经的方法和理论依据。所以我马上在老师弟子群中分享了治疗经过和图片。老师看后立即给予肯定。

师评：临床上就需要有根有据地选经配穴，至于穴位的多少，临床多了自然就会精减下来了！这样晒出来大家分享进步会更快，我们在这个栏目中多晒，红民带个好头了！

笔者回复：谢谢老师点评，我先取的四关，针到中都，感传又强又远就感觉可能会有效了，但是觉得肝胆之热还要清泄，就还是针了行间和阳陵泉。后来觉得肝经气机通畅，郁热会自然消退，所以多余了。

我们弟子群的经络医学理论学习就是这样结合每一个案例，在老师的指引下逐渐深入，对病症的病机认识也愈加清晰深刻。

针灸回乳案（1例）

张某，女，30岁。（回忆案例）

初诊日期：2000年10月7日。

主诉：回乳。

病史及症候：母乳喂养 10 个月，要求回乳。刻下症：双乳胀满，饮食二便均可，眠佳。

辨证：少阳、阳明气盛

选经：少阳经。

选穴：光明、足临泣针加灸。

艾灸进行近 20 分钟时，得知孩子正在生病期间，笔者果断拔针，中断治疗。并告知患者在孩子生病期间不适合断奶，嘱咐回家立即给孩子喂奶。

第二天电话随访，患者依照我的医嘱回家就给孩子喂奶，但是奶已不多，今早起来喂奶，乳汁已经退了。因为不太相信，我就去了患者家中探访，结果这个年轻的母亲的乳房已经没有丝毫胀满的迹象。一次未做完的治疗竟然使乳汁完全消退。

【医案分析】大学时期初读《针灸大成》，就对书中所载艾灸足临泣、光明可以回乳很感兴趣，但是对其疗效却有很大的怀疑，曾经亲身试验证实确有疗效，又陆续给几个朋友成功回乳，说明针灸调整少阳枢机有很强的疏散气机的功效。

针灸回乳的机理尚未清晰，经络诊察时，笔者发现哺乳期妇女阳明经和少阳经的缝隙都比较胀满，似乎少阳经对气血的转输起到了一种切换的作用，其中更深的机理还不能明晰。但是在针灸回乳案例中经络调控作用之强大，还是给了我很大的震动，本案只是经过短短 20 分钟的针灸治疗，甚至婴儿的吸吮刺激也无法让母亲重新分泌乳汁。针灸如此强大的回乳功效让我深印于心，故时常会与同行分享。《灵枢·经脉》云："经脉者，所以能决死生，处百病，调虚实，不可不通。"经络运行气血营运周身这些中医理论，在切切实实指导着我们的临床，文字背后皆有深意。我们先要有中医的理论自信，后要下真功夫深入探究，才能为切实为患者解决问题。

厥阴少阳经病症小结

1. 厥阴经承接和化解风气的变化和伤害，厥阴经在三阴之里，有涵养、收摄、静敛之势，所以可以化解风气动摇、升散之性，同时需要少阳经疏泄风热之邪。但风性比较复杂，风邪在自然界为六气之首，常常风寒湿裹挟袭人，这时又需要根据邪气的性质配合太阳经、督脉以及太阴经化解。

2. 少阳经承接和化解火气的变化和伤害，主宰人体的中正洁净与气机枢转。少阳经居人体阳分之半表半里、膜原之间，通过三焦与胆的配合清泄疏解阳分之火。

此循环为手厥阴经、手少阳经、足少阳经、足厥阴经，经胸、手、头、足循环路径，完成心包、肝对血液的输送与布散，血液运行的动力来自心包血脉的驱动，肝脏负责按照生理需要进行血液分配，《素问·五脏生成》云："故人卧血归于肝，肝受血而能视，足受血而能步，掌受血而能握，指受血而能摄。"王冰注释"肝藏血，心行之。人动则血运于诸经，人静则血归于肝脏"。中医传统理论认为人体在适应内外环境变化时，由肝调节血液分配，肝系统对于自然的适应有最直接的反应，比如眼对外界信息的接收，运动系统肌肉力量的输出等都需要得到快速而充分的血液供应。因此肝血的质量和数量都对生理功能有很大的影响。中医理论认为"气为血之帅""气行则血行"，血液运行和分配是由气推动的，厥阴少阳循环气化功能的核心就是疏泄转输气机，故有关脉管系统的病变如静脉曲张、动脉硬化、心脑血管疾病大多与此循环运行障碍有关。

厥阴经与身体内最为精微的阴分物质的萃取、澄清有关，除了营血之外，内分泌腺体物质的分泌、生成均与厥阴经、少阴经系统有关，如睾丸、卵巢、前列腺、淋巴结等。同时，由于少阳经、厥阴经承担人体气机疏泄转输功能，情志病症与此系统气化阻碍关系密切。

厥阴、少阳经的气机异常临床表现多样，笔者所见病症多为三类：一类为头面眼目耳病等五官病症，尤其是偏头痛、面肿、耳聋、耳鸣、眼病为主；第二类是胸胁病症，主要是胸闷憋气，经络诊察可见厥阴经异常明显；第三类是情志病，以抑郁症为主。本章所选23个案例仅从个人临证角度总结厥阴经、少阳经气化的异常特征，为针灸临证提供一条治疗思路。

第四章 经络并病杂症（15例）

产后风案（太阳、少阳合病1例）

于某，女，45岁。

初诊日期：2015年9月6日。

主诉：产后风19年。

病史及症候：腰部及双下肢疼痛麻木19年，走路不稳，腿无力，步行约300米就需要蹲下休息，寒冷天加重，夏天怕吹空调、风扇。近两三年病情逐渐加重，出现气喘、小便遗溺等症。既往病史，11年前出车祸伤及右腿，时值酷暑时节，在空调环境下手术8个小时再次受风寒。刻下症：面色㿠白，站立不稳，双脚内扣，腰部僵硬，右腿受过伤，左下肢麻木更甚，饮食可，头昏嗜睡，便溏，尿频。舌淡、苔白，脉沉迟，关弱。

经络诊察：足阳明经、足太阴经、足少阳经、足太阳经异常。腰部及双侧臀部凉。

辨经：病在太阳经、少阳经。

选经：太阴经、少阳经、太阳经，兼调畅阳明经气机。

选穴：针腰阳关、环跳、大肠俞、委中、腰阳关（加灸）、支沟、阳陵泉、上巨虚、下巨虚、手三里、足三里、太渊、太白。

针刺左下肢腧穴很难得气，针下浅层滞涩，深层空虚，没有走窜感，亦无酸麻胀痛等感觉。

二诊（9月9日）：针后腰痛感明显减轻，走路轻松。针腰阳关、环跳、大肠俞、委中，腰部刺络拔罐，双侧委中放血。针支沟、阳陵泉、上巨虚、下巨虚、手三里、足三里、太渊、太白。

三诊（9月16日）：腰臀部寒凉已明显缓解，检查亦感觉皮肤转温。腰痛症状持续缓解。点刺腰阳关、命门，针外关、足临泣、四关、手三里、足三里、阳陵泉。

四诊—六诊（9月19日—9月25日）：腰痛、腿麻、便溏等症状持续缓解，嗜睡、尿频症仍存。腰阳关、环跳、大肠俞、委中、承山；支沟、阳陵泉、上巨虚、下巨虚、手三里、足三里、太渊、太白，两组腧穴交替治疗。

治疗六次后患者回山东老家。约定第二年三伏天再来诊治。

第二疗程：2016年8月1日（三伏天期间）来诊。

患者病情已明显好转且效果稳定，冬天未出现明显加重。开春后病情持续好转，气喘、遗溺均明显减轻。嗜睡症已消，并且能够上班。来诊时仍觉双腿无力，舌质暗，苔厚腻，脉沉迟，关弱。手足转温。

察经：督脉、足太阳经、少阳经仍有明显异常。

辨经：督脉、足太阳经。

选经：督脉、足太阳经，兼调足太阴经、阳明以补益气血。

选穴：点刺心俞、肝俞、胆俞、大肠俞，加督脉火龙灸，针太白、足三里。

共治疗4次结束疗程。第二疗程结束，怕冷症状明显改善。

第三疗程：2017年7月28日（三伏天期间）。

患者自觉产后风病症已去七八成，连续行走1000米中间需要休息一次，能坚持保险销售全职工作。此次要求治疗偏头痛一症。面色已转红润，说话仍有气喘。舌质转红，苔薄黄，脉沉。治疗期间一个多小时未去厕所。之前针灸过程中坚持不到20分钟就需要去厕所。

察经：督脉、足太阳经异常已不明显，督脉腰4-5椎间隙异常，压痛明显。腰臀部转温。足少阳经、阳明经仍有异常。右侧头侧少阳经路线较多条索，手下有增厚感。

辨经：足太阳经、足少阳经异常。

选经：足太阳经、足少阳经、手足阳明经，针灸每周2次，火龙灸每周1次。

选穴：针双侧手三里、足三里、开四关，右侧颔厌、风池，左侧阳陵泉、足临泣。针腰阳关、命门，双侧肾俞、大肠俞、环跳，火龙灸（督灸）。腰骶部摸之寒凉，加腰部命门、肾俞拔罐，5分钟后起罐，可见许多清亮水珠。

二诊（7月31日）：一诊后步行回家，双腿轻松。偏头痛症状减轻，检查头右侧少阳经异常显著减轻，原方治疗。

三诊（8月3日）：偏头痛明显好转。继续以腰腿病症为主症治疗。针手三里、足三里、四关、腰阳关、命门、肾俞、大肠俞、环跳，火龙灸（督灸）。

四诊（8月6日）：腰腿症状基本稳定。原方＋腰部拔罐已无水珠，刺血后拔罐（出血呈泡沫状，图4-1），说明体内风邪仍然存在。

扫码看彩图

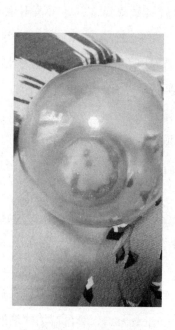

图4-1　罐中的血沫

五诊：火龙灸，刺血拔罐泡沫已消失，疗程结束。

【医案分析】本案治疗时间较长，历时3年。但治疗思路明确，疗效迅速且稳定。关于本案的治疗讨论两点：第一，制定适合的疗程，选择最佳治疗时机。产后风属常年痼疾，邪深不能速去。徐灵胎先生《用药如用兵》云："一病而分治之，则用寡可以胜众。"在临床治疗慢性痼疾时，可以根据病人的条件制定疗程，本案病人在外地，所以采用集中治疗一个月（每周针灸2次），间隔1年继续第二个疗程，如此治疗3年，19年的产后风病症有了很大改善。在治疗时机上可以根据病邪性质借助节气助力驱邪，本案就是借助三伏天祛除体内的风寒湿邪，所以集中治疗时间选择在三伏天进行，后来亦屡次在三伏天治疗寒湿较重的同类病患，均见佳效。第二，腰部拔罐后出现的特殊反应，对病邪性质的判断有参考意义。此案第三个疗程初诊时腰部拔罐，5分钟即出很多水珠，摸之寒凉。四诊刺络拔罐后出血多沫状。《灵枢·周痹》："风寒湿气，客于外分肉之间，迫切而为沫，沫得寒则聚，聚则排分肉而分裂也。"《灵枢·五癃津液别》亦有"寒留于分肉之间，聚沫则为痛"之论，说明体内的风寒湿邪确有其形，与正气共客于分腠之间聚而为痛，拔罐后所见水珠与血沫均是体内寒湿邪气之状。第五诊时，腰臀部已无寒凉，特意再次刺络拔罐，腰部基本不变色，水珠及泡沫均不再出现。

咳嗽案（太阴、厥阴合病3例）

案1：张某，女，51岁。

初诊日期：2018年7月12日。

主诉：咳嗽1周，加重2日。

病史及症候：近半月来公司事情多，晚上经加班。1周前偶感风寒，打喷嚏，流涕，微咳。近两日咳嗽加剧，晚上整夜剧咳，有白痰，无发热。服用止咳药及糖浆无效，故求针灸来诊。刻下症：咳声重浊，喉间有痰，影响睡眠，食欲差。二便调，舌红苔白，脉弦滑。

经络诊察：手太阴经、手厥阴经异常。背部第3、4胸椎缝隙紧压痛明显。

辨经：病在太阴、厥阴经。

选经：取太阴、厥阴配合督脉背俞穴治疗。

选穴：针身柱、肺俞、厥阴俞、尺泽、曲泽、列缺、丰隆。

第二天清晨微信：疗效明显，从昨晚到现在只咳了3声，有点黄痰。夜里一声没咳，睡的安稳。两三日后回复：我已经好了，针灸太神了。

案 2：王某，男，25 岁。

初诊日期：2020 年 6 月 20 日。

主诉：咳嗽 2 周。

病史及症候：患者自述近两三个月一直感觉咽喉不利，偶有轻微咳嗽。近 1 个月工作量大幅增加，近两周咳嗽加剧，时感胸部憋气，气道不畅，夜间尤甚，无痰，服用糖浆无效，求针灸诊治。刻下症：咳声不利，胸闷，睡眠、饮食均可。二便调，舌红苔白，脉弦。

经络诊察：手太阴经、手厥阴经异常。背部第 3、4、5 胸椎缝隙紧，压痛明显。

辨经：病在太阴、厥阴经。

选经：取太阴、厥阴经配合督脉背俞穴治疗。

选穴：针身柱、第 4-5 胸椎间隙、尺泽、曲泽、列缺、丰隆。

二诊（6 月 27 日）：一诊后，胸闷立刻消失，咳症大减，偶尔还有微咳。察背部第 4-5 胸椎间隙、至阳处仍有压痛。针第 4-5 胸椎间隙、至阳、尺泽、列缺、曲泽。

1 周后随访，诸症均消。

案 3：梁某，女，76 岁。

初诊日期：2019 年 10 月 23 日。

主诉：咳嗽 7 月余。

病史及症候：患者 7 个月前因感冒引起咳嗽，感冒病症痊愈后，咳症一直未消，服用止咳药及糖浆无效，故从外地来京求针灸诊治。刻下症：咳声重浊急促，不分昼夜，影响睡眠，喉间有痰色灰白，不易咳出，食欲差。二便调，舌红苔白，脉弦滑。

经络诊察：手太阴经、足阳明经、手厥阴经异常。背部第 3-4 胸椎缝隙紧、压痛明显。

辨经：病在太阴、厥阴经。

选经：取太阴、厥阴经配合督脉背俞穴治疗。

选穴：针身柱、肺俞、厥阴俞、尺泽、曲泽、列缺、丰隆。

二诊（10 月 27 日）：一诊后咳声骤减，白天偶尔发作，夜间咳嗽频繁。

诊察经络异常稍有减轻，继续原方治疗。

三诊（10月31日）：经过两次治疗，每日咳出大块黏痰，色灰白，夜间咳嗽时间集中在凌晨两三点，其余时间基本不再发作。手太阴尺泽、手厥阴曲泽处结块明显变软，背部第3-4胸椎缝隙压痛明显减轻。点身柱，针四关、尺泽、阴陵泉。

四诊（11月4日）：夜间咳轻，继续三诊处方。

五诊（11月7日）：症状继减，夜间咳嗽已很轻微。经络诊察：手太阴、手厥阴异常已不明显。点身柱，针尺泽、阴陵泉、手三里、足三里。

患者对疗效满意，五诊治疗后离京。

随访3个月，咳症未再反复。

【医案分析】三例咳嗽的病机相似。案1患者素有厥阴经气机郁结，久而化火，复加太阴经受邪，为厥阴太阴合病，气滞痰阻之证。案2病患年轻，身体素质较好，但是突然工作量增加，导致气机郁结，胸闷、咳嗽都属于气道不利所致。经过经络诊察两案病位均在胸膈，故选手太阴、厥阴经为主，以合穴尺泽、曲泽配合身柱、胸椎4-5阿是穴等为主穴宣通胸膈气机，络穴列缺、丰隆以化痰通络辅助治疗，由于病程较短，治疗及时，案1患者在一诊即奏效收工，案2病患也在第二诊巩固一次后痊愈。案3患者年事较高，但经络状态显示以手太阴、厥阴瘀滞为主，可以辨经为太阴痰浊与厥阴气郁交阻气道。与案1、2病机相同，但是病程已有7月余，需要以宣通气机为主，化痰通络为辅，逐渐消除痰阻之症，二诊之后，患者咳出大量黏痰，气道逐渐打开，唯余夜间厥阴与太阴交经不顺（凌晨两三点，为厥阴经与太阴经交经之时），出现咳嗽，其余时间，咳症已消。四诊、五诊以尺泽、阴陵泉为主穴化湿行气，巩固疗效。

痛经案（太阴、少阴合病1例）

李某，女，28岁。

初诊日期：2020年4月10日

主诉：经行腹痛6年余。

病史与症候：患者月经12岁初潮，之后月经一直比较正常。行经期间有轻微腹痛，不影响生活学习。自诉6年前出国留学之后，开始出现行经期间剧烈腰酸腹痛，需吃止痛药才能缓解。服中药调理多次，效不明显，求针灸诊疗。刻下症：时值月经期后1周，身体瘦弱，面色㿠白，手脚冷汗，久坐腰酸痛。饮食可，不爱喝水，习惯熬夜，睡眠可，大便较干，两三天一行。舌淡暗，脉沉细尺脉弱。

经络诊察：手足太阴、手少阴、足少阴异常。任脉小腹部寒凉，按之较硬。

辨经：病在太阴、少阴。

选经：太阴经、阳明经、少阴经、任脉。

选穴：针尺泽、阴陵泉、三阴交、足三里、上巨虚、合谷、复溜，关元温针灸。

二诊（4月17日）：患者述手脚凉有明显好转，手足汗略有减轻，便秘好转，每日一行，便质略干。小腹摸之转温，腹部硬结也变软。诸症均向好，继续原方治疗。嘱月经前10天再做治疗，在此期间，注意规律饮食、睡眠、起居，每日适当体育锻炼。

三诊（4月27日）：针尺泽、阴陵泉、关元（温针）、三阴交、足三里，点刺次髎、胞肓（温针）。

四诊（4月31日）：三诊后感觉小腹有暖意，四肢温，手足汗出不甚。继续三诊处方治疗。

五诊（5月22日）：本月行经期腹痛程度已减轻大半，腰酸软未减轻，大便每日一行，便质略干，余未见异常。时值月经期前10天，希望继续治疗巩固疗效。诊察：手足常温，略潮湿。腹软。手足太阴经缝隙较空，足阳明经上巨虚至足三里段较硬，足少阴经太溪穴附近空陷。舌色转红润，脉象略增强。继续三诊处方去足三里，加上巨虚、天枢、太溪。

六诊、七诊（5月28日—5月31日）：大便通畅，面色转红润。余症同前，继续五诊处方治疗。

6月10日微信告知：本月初月经来潮，腹痛完全消失，略有腰酸。

7月随访，手足汗出已不严重，未出现痛经现象。

【医案分析】患者体质较弱，手脚凉，且常出冷汗。再根据经期腰腹冷痛的特征，可以判断患者属于肾阳不能温煦胞宫。患者去英国留学期间，常年处于湿冷气候，所以痛经病症开始加剧。脾虚不能化湿，手足心汗较重，胞宫失肾阳温煦，出现寒湿阻于下焦。患者情绪较为沉闷抑郁，气机郁结，阳明失其通畅，常年便秘。所以综合症候表现与经络诊察异常可以判断本症的病机属于虚中夹实，脾气虚＋肾阳虚为本，气机郁结、阳明失降为标实，行经腹痛既有胞宫寒凝、兼气机阻滞，导致血瘀不行。所以本案采用温养肾阳，行气化湿为主要治则，同时化解阳明郁结，改善气机障碍。取得了较快速的疗效。

过敏性鼻炎案（阳明、厥阴合病 1 例）

董某，女，22 岁。

初诊日期：2017 年 12 月 20 日。

主诉：鼻窦炎 1 年余。

病史与症候：1 年来因学习、实习等压力，反复发作鼻塞、头痛，大便不通，睡眠差，与情绪、劳累有关，医院诊断：鼻窦炎，伴有鼻腔内严重息肉。刻下症：鼻塞连及头目胀痛，情绪低落，饮食可，睡眠差，大便不畅，3 天未行。舌暗苔白厚，脉沉。

经络诊察：手太阴经、手厥阴经、足厥阴经、手足阳明经异常明显。督脉 4-5 胸椎间隙狭窄并有明显压痛。

辨经：病在阳明经、厥阴经。

选经：太阴经、阳明经、厥阴经、太阳经。

选穴：尺泽、阴陵泉、上巨虚、上廉、通天、四关。

二诊（12 月 27 日）：大便通畅许多，头目感觉清爽许多，鼻腔亦感轻松，睡眠略差。工作效率提高很多。察厥阴经异常明显。针四关、曲泽、足三里、上巨虚、迎香、攒竹、神庭、通天。

三诊（2018 年 1 月 3 日）：症状稳定，大便略有阻滞，量少。针温溜、偏历、蠡沟、上廉、上巨虚、迎香、通天。

四诊—六诊（1月7日—1月21日）：鼻塞、头痛等症状几乎消失，大便顺畅。继续调治阳明经、厥阴经。针温溜、偏历、蠡沟、上廉、上巨虚、迎香、通天。

六诊后去外地实习，感觉症状继续好转。半年后因感冒来门诊，鼻炎病症基本消失，五官更加清晰、靓丽。

【医案分析】本案与太阴阳明经鼻炎案不同之处在于，患者除了太阴阳明经经络异常外，手足厥阴经的缝隙非常紧张、狭窄，压痛明显。结合患者压力大、睡眠差等可以判定，厥阴经郁结也是导致本病的主要病机。从经脉循行路径上分析，足厥阴经循行"上贯膈，布胁肋，循喉咙之后，上入颃颡，连目系，上出额，与督脉会于巅"，颃颡就是鼻咽部，联系鼻腔，所以肝经气机不畅也是造成鼻腔气机壅滞甚至是气血瘀结，形成息肉的重要病机。结合症候结构和经络诊察所见，本病存在两条病机线索：一是太阴阳明气机不畅，升降失常；二是厥阴气机疏泄失常，气血瘀结。而肝气郁结（木）与脾失运化（土）二者之间相互影响，治疗应二者兼顾。从疗效上看，患者的情绪与病症之间存在很大的关联，一诊以四关宣通气机，尺泽、阴陵泉行气化湿为主要治疗方案，在患者鼻塞症状立刻缓解的同时，情绪变化也非常大。同时在二诊发现厥阴经异常更加凸显，且患者肠道积滞严重，故确定以阳明、厥阴并列调治，四至六诊期间，病症好转迅速，大便畅通，情绪非常阳光，工作效率也很高，可见本病的病机还是属于气机阻滞为主，鼻腔息肉并非是真正的元凶。

黑苔消瘦案（厥阴、阳明合病 1 例）

王某，女，43 岁。

初诊日期：2017 年 12 月 16 日。

主诉：1 年内进行性消瘦 14 公斤。

病史及症候：去年因父母先后得病，心情低落且工作繁忙开始出现消瘦，1年内进行性消瘦10公斤，今年7月份开始出现黑色舌苔，心情更加沉重，西医行全身性检查未见明显异常，中药治疗3个月亦未见效果，并出现反胃。刻下症：面色晦暗，身体疲乏，尤其到晚上不能坚持工作，睡眠差。食可，大便不成形，舌苔灰黑厚腻，脉沉弱应指无力，尺脉未触及。

经络诊察：四肢肌肉痿软，未见明显异常，深层检查厥阴经、阳明经有细微异常。背部至阳、筋缩、脊中一段椎间隙狭窄，有压痛。

辨经：病在厥阴经。病在深层，乃气滞所致气血亏虚。

选经：任脉、阳明经、厥阴经。

选穴：针四关、手三里、足三里，灸气海、关元，点刺至阳、筋缩、脊中。

二诊（12月31日）：舌苔在针灸后的第三天（12月19日）转正常，且持续好转，面有光泽，两脉已至浅层，应指较之前明显，但仍为弱脉。自感身体较之前明显有力气，到晚上能够坚持使用电脑工作。舌淡红，苔白厚（图4-2）。脉由沉转为中取略弱。

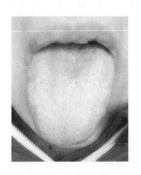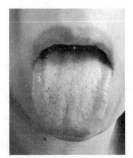

扫码看彩图

A 一诊舌象　　　　　　B 二诊舌象

图4-2　一诊、二诊舌象对比

察经：太阴经尺泽、孔最有异常结节。少阳经、阳明经异常。左侧带脉深层有硬结。选穴：针四关、上巨虚、阳陵泉、天枢、左带脉、手三里、足三里，灸气海、关元，点刺悬枢、夹脊。

三诊（2018年1月6日）：面色黄，略现红色。体重已停止下降，略有增长（大约1斤），大便成形，近1周出现咳嗽。察经：太阴经、阳明经异常，病患标在气分瘀滞已除，本为太阴气化无力，取太阴经、阳明经补虚为主。

针尺泽、阴陵泉、太渊、太白、手三里、足三里、下巨虚。

四诊（1月14日）：咳症已消，脉略弱，症同前，体重不再下降。

针尺泽、阴陵泉、太渊、太白、手三里、足三里、漏谷。

五诊（1月21日）：诸症均消，精力较充沛，工作亦能承担。体重增加一两斤。心情较舒畅。四诊原方巩固。

六诊（3月4日）：春节期间去国外旅行，回国后疲乏感加重，黑苔又出现，服用中药（药名不详），大便日行三四次，且便下有油脂状物，体重减轻两三斤。脉弱，舌淡暗，苔灰黑。

察经：太阴经、阳明经、厥阴经、少阳经均有异常。阳明经松软，腹部脐右侧包块仍在，质软。

辨经：病在太阴经、厥阴经。

选经：太阴经、厥阴经、阳明经、少阳经、督脉。

选穴：四关、手三里、足三里（足三里、关元灸）、右侧带脉，点刺筋缩、夹脊。

七诊（3月11日）：灰黑苔退，腹泻止。点刺脾俞、胃俞，针手三里、足三里、太冲、中都。

八诊（3月18日）：症状平稳，灸关元，针手三里、足三里、内关、蠡沟。

1年后电联述身体一直平稳，体重并未有太大变动，诸症未再反复。

【医案分析】本案在笔者临床接诊案例中属于比较严重的案例，接诊时具有病症严重但经络诊察异常较轻的特点。①病症严重：不到1年时间体重下降14公斤，面色晦暗，神疲乏力，黑苔出现并持续5个月均提示病症的严重程度。②经络诊察异常较轻：四肢经络均未见明显异常，四肢的经脉缝隙较松懈，未见与病症相符的异常发现，仅见阳明经较硬，厥阴经缝隙狭窄，中都至蠡沟处有紧张感，背部胸7～11椎间隙狭窄。根据患者的症候表现（情绪郁闷、面色晦暗、舌质紫暗、苔厚腻灰黑）结合脉象沉细弱以及经络肌肉弹性差、缝隙松弛的状态，判断病在三阴深层（厥阴），由于气机郁结而致气血生化受阻。遂立法宣发气机，以开四关，点刺至阳、筋缩、脊中为主穴，配合手三里、足三里温养阳明以促进气血生化，灸气海、关元温养元气。一诊起针后感觉患者脉象有很大变化，3 天后舌苔出现惊人的变化，持续了近 5 个月的瘀紫舌质和灰黑色舌苔彻底退去。两周后就诊时，患者与初诊时判若两人，面色转亮且略显红润，舌淡红苔薄白，脉象已应指明显但仍然较弱，精神状态良好。二诊经络诊察时发现太阴、阳明、少阳多条经脉出现明显异常，说明经络反应病症的能力与经络状态有关，当气机严重郁结或者气血非常虚弱的时候，经络就会失去反应病症的能力。因此出现病症表现与经络异常不相符合的现象，王居易教授称之为"经络疲劳"现象。此时，重点在于调节经络，激发气机的运行，随着气机状态的改变，病人的经络异常反而清晰起来。说明经络气化功能得到调整，经络反应病候的功能也得到了恢复。

舌痛案（太阴、厥阴合病 1 例）

李某，女，54 岁。

初诊日期：2020 年 3 月 10 日。

主诉：剧烈舌痛 4 月余。

病史及症候：患者自述脾气暴躁，30 年前因生气曾发作一次舌痛，持续时间六七个月，后来服用中西药物逐渐痊愈。4 个月前吃火锅后，舌痛复发，部位及疼痛特点与 30 年前相同。经中西医各种方法治疗均不能缓解，止痛药无效，故求针灸治疗。刻下症：左侧舌根部至舌尖疼痛难忍，除睡觉、吃饭以外，持续性疼痛。身体困重，胃胀，恶心呕吐，睡眠差，口干，心中及两胁时常胀满不舒。手、脚、面浮肿，大便不畅 20 年。双侧乳腺增生 20 余年，4 年前曾做双侧乳腺手术，切除多个结节。2 年前曾患腰突症舌淡暗，舌底静脉迂曲紫暗，脉沉弦。

经络诊察：足太阴、足阳明、手厥阴、足厥阴、足少阳、足少阴、足太阳经异常。

辨经：病在太阴、厥阴经。

选经：手足太阴、手厥阴经。

选穴：双侧尺泽、阴陵泉，左内关、右公孙，针后舌痛立刻缓解。

二诊（3月13日）：一诊后当天舌痛缓解，效果仅持续1天。晚上舌痛复作。来诊时舌边疼痛区域缩小，转至舌面痛、舌尖痛，口干。针前顶、鼻翼、公孙、侠溪、尺泽、复溜。针后舌面痛消减。

三诊（3月17日）：口干减轻，舌面痛转至舌根部。针公孙、内关，中冲放血，舌痛立消。

四诊（3月20日）：舌痛已减轻四成。患者情绪不再焦躁，痛转至舌根部。针公孙、侠溪、交信、前顶、鼻翼，舌痛消失。嘱患者活动舌根，舌尖痛立作。少冲放数滴黑血，痛止，舌下静脉放血数毫升。

五诊（3月24日）：针后当天痛止，第二天复发，疼痛程度减轻五成。来诊时舌边痛。察经：手厥阴、足厥阴经异常突出，背部4-5胸椎及7-9胸椎压痛明显。针曲泽、中冲、曲泉、复溜，点刺长强、至阳、筋缩、胸椎4-5椎间隙。舌痛立消。

六诊（3月27日）：上诊后舌痛两日未发，今日复作，舌面痛，疼痛已减轻八成，昨夜受凉，感觉腰痛。点刺长强，命门、腰阳关（温针灸）。

七诊（4月1日）：腰痛消除，舌痛仅余一成，时作时休，说话多痛甚，其余时间已不觉痛。针公孙、内关、尺泽、阴陵泉、曲池、上巨虚。

八诊（4月5日）：便秘已明显缓解，今日舌痛又发，点刺长强、中冲无效，刺会阴，舌面痛立减。

九诊（4月10日）：舌痛已极轻微，舌下静脉放血，色紫黑。针公孙、内关、蠡沟、曲池、上巨虚。

十诊（4月14日）：舌痛数天未发，舌底静脉未见迂曲紫黑。针尺泽、阴陵泉、内关、公孙、天枢、上巨虚。

十诊后，患者离京定居外阜，电话告知，停止治疗之后病情平稳向好。两个月后返京来诊，述舌痛基本消失，偶尔还会有麻痛的感觉。检查舌底静脉严重迂曲，遂做舌底静脉放血，出血紫黑，且吐出数口黏液状血块，色黄质黏稠。

【医案分析】本病属疑难杂症，临床罕见，西医诊断"神经性舌痛"。4个月的剧烈舌痛，止痛药无效，针灸却能立即止痛，疗效惊人，但不能获得

经络医学临证研习录——针灸与小儿经络推拿医案

稳固疗效。回顾此案诊疗过程中存在诸多疑问，需要深刻分析总结。

首先，主症特征随治疗而变化：有两点十分突出，一是患者的舌痛症状，不仅是主观表述，外观也可见舌痛局部有紫红突出感，与其他部位明显不同，当疼痛缓解时，舌之外观亦恢复正常。二是在诊治过程中，舌痛的部位一直在变动，以左侧舌根、舌边、舌尖、舌面正中为变动范围。观察舌底静脉的迂曲怒张程度，以左侧为甚。可见患者舌部病灶以左侧为主。

第二，如何进行经络辨析：本案病程长，除主症舌痛之外，尚有诸多临床表现，可见病机错综复杂，需要结合经络诊察仔细辨析，理清线索。本案患者有多年脾胃疾患，有身体困重，睡眠差，胃胀，恶心呕吐，大便不畅等一系列脾胃运化失常的表现，与手足太阴、阳明经脉异常可以准确对接。患者性格急躁易怒，心中及两胁时常胀满不舒，双侧乳腺增生严重，舌底静脉迂曲紫暗，脉沉弦，与手足厥阴、少阳经脉郁结严重对接，可以判断病案存在肝胆郁结、气滞血瘀的病机。此外，患者多年睡眠差，口干，喝水稍多即手、足、面肿，2年前发作腰突症，腰腿痛，与手足少阴、足太阳异常对接。另外从舌与经络的联系来看，有多条经络与舌相关，如正经足太阴脾经"挟咽，连舌本，散舌下"，足少阴肾经"循喉咙，挟舌本"；手少阴心经络脉"循经入于心中，系舌本"；足少阴经别"系舌本，复出于项，合于太阳"，足太阴经别"上结于咽，贯舌中"；还有足太阳经筋项部分支"别入结于舌本"，手少阳经筋"其支者，当曲颊入系舌本"。同时还有原文虽未点明，却与舌咽部联系密切的足厥阴肝经"循喉咙之后，上入颃颡"，任脉"循腹里，上关元，至咽喉"。综合以上分析，舌是多条经脉气血汇集的要冲之处，患者几乎所有经络气机均存在异常，无法确定主症舌痛的病经联系。

第三，如何选经以确定治疗方向：由于无法确定病经，给治疗方案的确定带来很大困难。初诊先从气化异常最突出的太阴经入手，取尺泽、阴陵泉行气化湿，以左内关、右公孙理气和胃，清心膈郁热，通行胃心胸部位气机，以简驭繁。治疗时，先针右公孙，针下舌痛立止，疗效令人振奋。但是止痛效果仅维持半天又复发，二诊舌痛转至舌面，使用初诊的公孙等穴无效，直到察找到前顶，手下发现有很强的增厚感，针之则痛止。在后续的治疗中，与病痛的周旋甚为艰难，却也充满惊喜。舌痛部位是变动的并不固定，我力求寻找到与舌痛关系最为密切的经脉与腧穴，若下针不能立即止痛，则当即拔针，在以调整经络整体循环的基础上，中冲、少冲、金津玉液放血，针前顶、至阳、筋缩、会阴、长强、蠡沟均出现过下针舌痛立止的效果。这也为医者寻找此案的病机，提供了线索。

第四，如何进行病因分析：根据治疗中经络异常的发现进行精细分析。患者背部胸椎4-5、7-9椎间隙狭窄，点刺这两处舌痛立止，胸胁胀痛的症状亦减轻许多，再结合3～5诊期间舌尖痛，中冲放血舌痛立消的效果，说明患者胸膈之间的气机郁结是本病的一个重要病机。经过细致问诊，患者回忆起30年前发病就因为与他人争执，后因为家庭问题，每日酗酒1斤左右，持续四五年。此次发病则由过食辛辣引发。据此本案当辨为太阴、厥阴合病。可见本病的病因在于太阴湿毒内蕴，伤及舌本，厥阴肝气郁结，导致湿毒与瘀血交阻于胸膈，循多条经脉上行，郁结于舌窍，说话多及饮食辛辣刺激后发病。可见如此复杂的疑难病症，在初期辨经不明朗的情况下，可以先入手调整突出的经络异常，在治疗过程中，详察经络腧穴的变化，结合发病的前因后果，详细问诊，找出线索，最终方能辨清病机，走出治疗困境。

周期性半身麻木案（太阴、太阳合病1例）

江某，女，40岁。

初诊日期：2018年5月20日。

主诉：左侧半身麻木2年余。

病史及症候：肾炎病史6年余，经服药治疗，尿蛋白指标维持正常。2年前无明显原因出现左半身麻木，并逐渐加重。麻木发作有规律，四五天一发，发作时感觉人会发呆，旁人亦能觉察其异常。发病时左半身从头麻到脚，但无准确定位，每次发作两三小时。经医院检查未能确诊，医生亦无法做出合理解释。身体肥胖（身高150厘米，约80公斤），尤其腹部脂肪堆积严重。刻下症：面色萎黄无光泽，倦怠乏力，喜卧，舌淡苔润，脉极细弱无力。

经络诊察：全身肌肉松软无力，经脉异常不明显，察背部膀胱经胸3～9段左侧深层有明显硬块，在局部采用揉法，揉出深色紫痧。

辨经：太阴经气化虚弱，太阳卫气失宣。

选经：太阴经、太阳经。

选穴：开四关、尺泽、三阴交、曲池、背部左侧夹脊（胸3～9）。

二诊（5月27日）：症无任何明显变化。治疗同上。

三诊（6月3日）：症状仍然无明显变化，患者要求继续治疗其妇科病症。近两月月经不调非常严重，2个月行经4次，每次经期8～10天。察经未发现明显异常。灸气海、关元，针三阴交、尺泽、阴陵泉、曲池、足三里。

四诊（6月30日）：回老家20余天后来诊，自述上诊后月经周期有明显延长，且半身麻木症明显缓解。虽仍然四五天一发，但症状明显减轻，发作持续时间缩短为五六分钟。察经：背部膀胱经硬结已经减少，压痛明显减缓。舌质转红润，脉象有所增强。

灸气海、关元，针尺泽、阴陵泉、三阴交、手三里、足三里，点刺至阳、大椎、左侧夹脊（胸3～9）。

五诊—七诊（7月7日—7月21日）：治疗每周1次，月经周期已正常，半身麻木仍然四五天发作一次。点至阳、大椎、左侧夹脊（胸3～9），灸气海、关元，针尺泽、阴陵泉、三阴交、手三里、足三里。

妇科病症基本调顺，半身麻木病症明显好转（每次发作只有两三分钟）。后因回老家终止治疗。

【医案分析】本病属疑难杂症，临床较少见，未见过相关的研究文献报道。因本人对此病的治疗没有把握，但患者有明确的治疗意愿，便与患者约定以3次为期，若治疗3次无明显变化，即终止治疗，另求他治。本病症候结构并不明显，经络诊察亦无明显发现，结合之前半身无汗案例，考虑疾病症候特征为风证（麻木、患处时发时止），仔细循察背部膀胱经左侧发现有深在硬块，揉后出深色紫瘀。故以开四关为主，但是经过两次治疗病症没有丝毫变化。三诊时患者述长期月经不调，近两月来已行经四次，结合患者面色萎黄无光、倦怠乏力、喜卧懒言，舌淡，脉极细弱的症候表现，以及经络诊察所见全身肌肉松软无力，辨为太阴气虚为本，以任脉、太阳经为主补益气血，在月经周期明显延长的同时意外收获半身麻木症的缓解，发作规律没变，但程度明显减轻，时间仅仅为五六分钟，家人亦能够看到明显变化。同时察经发现背部左侧胸段深层硬结已经变软，说明患者太阳气化阻碍得到明显改善，后期治疗病症继续减轻，结束治疗时发作时间仅有两三分钟。半年后随访疗效一直稳定。此症在治疗中经络异常并不显著，医者结合患者临床表现与背部经脉的深层硬结，判断为太阴、太阳合病取得治疗效果，但此病的病机未明，为何会四五天一发，尚无法理解，记录在此供同道参考讨论。

不孕症案（太阴、少阴合病 1 例）

姜某，女，23 岁。

初诊日期：2015 年 7 月 11 日。

主诉：不孕 1 年。

病史及症候：婚后 1 年不孕，12 年前左侧肾脏及左侧输卵管切除，右侧输卵管积液。刻下症：面色萎黄，怕冷畏寒，饮食可，时常便秘。月经周期规律，无痛经。左脉沉细无力，右脉细。

经络诊察：手太阴经、足太阴经、手阳明经、少阳经、太阳经、足厥阴经。手足四末凉，出凉汗，右少腹部管状条索，腹部较硬，腰骶部寒凉。

辨经：病在太阴经、少阴经。

选经：督脉、任脉，太阴经、阳明经、厥阴经、少阳经。

选穴：针尺泽、阴陵泉、大椎（灸）、列缺、公孙、合谷、太冲，腹部阿是穴点刺。

二诊（7 月 14 日）：未见明显改变，艾灸命门、环跳、次髎、胞肓、三阴交。

三诊（7 月 18 日）：经水已来潮，左脉仍无力。针列缺、公孙、右侧五枢、右侧维道、关元、三阴交、太溪。

四诊（7 月 21 日）：告知之前曾有阴道间断性排水，经治疗后未再出现，艾灸命门、环跳、次髎、胞肓、三阴交。

五诊—八诊（7 月 25 日—8 月 4 日）：手足已温，手足冷汗已不明显，较之前精神和气色好许多。经络诊察：右侧腹部管状物已消失，腰骶部转温。患者要求继续治疗。选任脉、太阴经、督脉、太阳经，处方：针列缺、公孙、右侧五枢、右侧维道、关元、三阴交、太溪，关元加灸；针命门、肾俞、环跳、次髎、胞肓、三阴交，命门、环跳，次髎加灸，两组腧穴交替治疗。

8次治疗结束，患者手足转温，面色红润，精神状态明显改善。阴道排水现象再未出现，嘱患者返家自行调养。

随访：3个月后电告已怀孕3个月。第二年初夏顺产一子。

【医案分析】患者主诉除不孕外，无任何不适，饮食、二便、睡眠、月经基本都正常，但察经发现手足如冰，太阴经、厥阴经、阳明经、少阳经、太阳经等经脉都有结络和结块，腹部触诊在右侧胆经五枢、维道附近有一较粗管状中空样条索，按压有酸胀感，腰部次髎、胞肓附近也有明显酸痛，寒凉感明显。根据经络诊察的发现，结合患者的主要症候特点，此案属胞宫寒凝、气血虚衰之证。首先选用开四关宣通全身气机，然后选择督脉、太阳经、少阳经为主要治疗经脉，配合太阴经、阳明经改善机体气血供养，用灸大椎、命门、环跳、胞肓提振胞宫阳气输布，温经祛寒。治疗后患者手足转温，小腹寒凉等症得到明显改善，面色转红润，精神状态也振奋很多，说明少阴经、太阳经气化功能改善，温经暖宫的治则产生了效果。另外，本病还有一个主要症候，是在疗程过半时才通过问诊获得，就是"阴道排水"现象，之前基本每天都会出现一次阴道排水，量多清晰，而且正因如此，在外地医院人工授精也无法成功。令人惊讶的是经过一次针灸后，患者阴道排水的现象再未发生，右少腹部管状条索也同时消失。可见此案的症结正是右少腹部输卵管部位的堵塞，同时肾阳虚衰，寒水凝滞胞宫造成不孕，针灸既疏凿水道，又温经散寒，标本兼治取得成功。

低频耳鸣案（少阳、阳明合病3例）

案1：高某，女，50岁，教师。

初诊日期：2018年10月28日。

主诉：左耳低频耳鸣 3 个多月。

病史及症候：3 个月前，于暑假期间，因感冒出现左耳低频耳鸣，听力下降。吃感冒、消炎药，感冒痊愈，但耳鸣一直未愈。平时易发右侧偏头痛。刻下症：左耳闷胀，连续轰隆样耳鸣，不能听男声，劳累后加重。面色憔悴，舌红苔薄黄，脉沉弱。既往双侧耳鸣如潮 10 余年，曾经服药治疗无明显效果，因不影响工作生活，未再关注。

经络诊察：右侧手少阳瘀滞，外关至四渎连续结块，缝隙不清。左侧手阳明经异常明显。足太阴经、阳明经异常。左足少阳经异常。右侧颞部手足少阳经瘀结较多，且压痛明显。

辨经：患者双侧耳鸣 10 余年属旧疾，病在少阳经，而低频耳鸣则由于外感引发阳明经转输不利，挟痰浊上扰而致，病在阳明经。

选经：取少阳经，先清理少阳经瘀滞。

选穴：双侧外关、足临泣，左侧支沟、阳陵泉、风池、耳门、听会、颔厌、左侧头窍阴，双侧四关。

二诊（10 月 31 日）：左耳低频耳鸣未减，但右侧头痛基本消失。大便不顺畅。察经：右侧手少阳经异常已明显消失，缝隙较清晰。太阴经、阳明经异常左侧明显。取之阳明经，少阳经辅之。

选穴：四关、曲池、足三里、上巨虚，外关、足临泣，左侧风池、耳门、听会、颔厌、头窍阴。

三诊（11 月 2 日）：针后低频耳鸣即减轻明显，近两天因劳累再次引发。嘱近期避免劳累、受寒及油腻生冷食物。治疗同前。

四诊（11 月 6 日）：左耳低频耳鸣已消，头目已轻松，但讲课后仍觉头部有昏闷感。针曲池、手足三里、外关、足临泣巩固疗效。

随访 3 个月，低频耳鸣及闷胀感未再复发。

案 2： 董某，男，49 岁。

初诊日期：2018 年 11 月 22 日。

主诉：左耳隆隆样耳鸣 3 年余。

病史及症候：无明显诱因出现隆隆样耳鸣 3 年，环境嘈杂时声音不明显，安静时声音大，劳累耳鸣加重，严重时伴有头顶痛。睡眠不实，睡觉起来浑身累。喜好饮酒，饮食偏油腻，口干。大便通畅，2 次 / 日，舌红苔薄，脉沉弦。

经络诊察：左侧手太阴经、手阳明经、手少阳经异常。双侧足少阳经、足阳明经异常。下肢皮肤蛇皮样干裂。左颞侧少阳经异常。

辨经：阳明经、少阳经。

选经：阳明经、少阳经。

选穴：外关、足临泣、左侧阳陵泉、风池、听宫、左侧颔厌、上巨虚、复溜。

二诊（11 月 25 日）：治疗后睡眠明显深沉，醒后不累。耳中轰鸣声明显减轻。针外关、足临泣、四关、上巨虚、阳陵泉、尺泽、左侧手三里、风池、听宫、左侧颔厌。

二诊后，左耳隆隆样耳鸣已减轻八成，有时可以消失大约半天时间。因属于短时来京出差治疗，两诊后停诊离京。

随访半年，耳鸣有明显缓解。

案 3：张某，女，55 岁。

初诊日期：2018 年 10 月 10 日。

主诉：双侧耳鸣如蝉声 20 余年，左侧轰隆样低频耳鸣半年。

病史及症候：双侧耳鸣 20 余年，耳鸣声如蝉，近年耳鸣逐渐加重，眠差易醒。近半年左耳反复发作低频耳鸣。刻下症：左耳低频轰隆样耳鸣，害怕与男子说话，低沉嗓音可加剧耳鸣声，左半侧头部如覆锅盖，闷胀难忍。舌红瘦薄，脉弦细弱。

经络诊察：手足少阳经、手足阳明经异常（左侧尤甚）。左侧颞部、耳后部位腧穴普遍压痛。

辨经：以少阳经异常为主。

选经：少阳经。

选穴：针四关及左侧外关、足临泣、支沟、阳陵泉、耳门、听会、风池、颔厌，左侧商阳、关冲放血。

二诊（10 月 13 日）：一诊后当天无明显反应，第二天晚上突然左耳内响声消失，连同 20 多年的蝉鸣声都消失了，持续两三分钟，耳鸣声又出现，但比之前减轻许多。察经：左侧足少阳胆经路线的异常明显减轻，头颞部条索压痛消失。处方及治疗同前，颞部腧穴按照异常调整为耳门、听会、太阳。

三诊（10月17日）：二诊后当天回家感觉左侧头部异常胀痛，如覆锅盖感区域扩大至前额、头顶，持续一夜，第二天清晨头部胀痛消退，左耳轰隆样低频响声消退大半，直至就诊时已觉好转六七成。察经：左侧阳明经、少阳经异常已明显减轻，头颞部异常区域明显缩小至耳后部位。风池、翳风区域已无压痛。患者诉大便一直不太通畅，口苦，睡眠较差，舌红，脉弦。选经增加阳明经，宣导降浊。

选穴：针合谷、行间、手三里、足三里、丰隆及左侧阳池、外关、足临泣、太阳、听会、耳门。

四诊（10月24日）：上诊后感觉轻松，左耳耳鸣已消，暂时停止治疗，并吃中药调理黄褐斑。此次治疗前3天单位财务出现问题，心情焦急，症状反复。察经：手足少阳经脉异常复起，比之前增加不少。查看所服中药方，其中有滋补肝肾之类的药物。嘱停药，并且注意休息。

针合谷、行间、支沟、阳陵泉及左侧外关、足临泣、太阳、听会、耳门。

五诊（11月14日）：自述四诊后左耳低调耳鸣减轻，3天后去南方休假。在休假期间左耳低调耳鸣已经消失，偏头痛已平息，大便干硬。舌红，右关脉弱。察经：少阳经异常消失，阳明经异常明显。转求治便干一症，取手三里、足三里、上廉、上巨虚、支沟、阳陵泉。

六诊（11月21日）：大便转顺畅，继续以五诊方调治。

后大便顺畅，疗效满意停诊。

随访1个月，左耳轰隆样耳鸣已消，未再反复，大便基本顺畅，但双耳蝉鸣声依旧。

【医案分析】上三例耳鸣患者的病机均为阳明、少阳合病，在临床上具有普遍性。案3患者的耳鸣症既有20年的旧疾，又有近半年新增耳内轰鸣症状，因而更加复杂，下面以案3患者张某为例，对此类病症的诊治做一分析。

首先是确定主症。原发的20余年双耳高频如蝉声的耳鸣与阴虚阳亢、虚火上扰有关，睡眠差、口干、舌瘦薄等症状可佐证这一症候特征。新发的左耳反复发作的低频耳鸣，应属实火循经而发，低频响声难忍、耳部及后项等局部胀痛，且大便不畅等相关症候一同属于少阳实火的症候结构。经络诊察发现双侧的经脉异常不同，右侧经脉异常不明显，而左侧少阳经、阳明经异常均为硬结、硬块，这些是与症候结构相应的客观证据。由此剖析之后可以确定，本病存在新旧两个不同的病症，此次以新近发病的左侧低频耳鸣为主症。

其次是选经配穴。针对少阳、阳明经实火以开四关作为宣通全身气机的先导，以外关、足临泣清泻少阳经郁火，支沟、阳陵泉疏泄少阳经郁结，以商阳、关冲放血清解阳明经、少阳经实火。由于病变达半年之久，在局部选穴同样重要，远近配穴一诊即获显效。有意思的是病人二诊后的剧烈反应，这是一种在诊治虚实夹杂疾病时会出现的反应，往往在针灸激发病经经气触及病变根本时，会发生机体气机重新调整分布的现象，亦可理解为邪正之间的交争现象，交争之后，病变往往会发生实质性的变化，若患者体质好，则会正胜邪退，症状明显好转且稳定，而非之前的短暂性缓解，本案就是从二诊后耳鸣症状出现大幅度消减。

本案最值得讨论之处在于患者经络气化状态的变化，在初诊经络诊察发现少阳经、阳明经异常，开始仅仅认为耳病应当辨经在少阳经，同时以少阳论治也取得了初步的效果，而三诊时少阳经异常明显消退，阳明经异常开始凸显。同时期接诊的其他耳鸣患者也出现了与此案类似的经脉反应，促使我对此进行了深刻的反思。《素问·通评虚实论》所谓"九窍不利，肠胃之所生也"，应该是导致九窍不利的病邪是由肠胃浊阴所生，肠胃降浊功能也受肺气肃降功能的影响，肠胃内生实火循经上扰应是此类疾病的发病机理。我所诊治的 3 例患者在发病前都有感冒史，都有长期双耳耳鸣的基本病理状态，肠胃内生的痰浊，郁而化火，由阳明经传少阳经，发为耳鸣，同时导致听力下降。张某在三诊后病情反复是由于服用补益药方所致，可以反证此病机。此类病人有正气不足的病机，邪正交争黏着，病程迁延反复，劳累、外感可加重，休息即减轻。所以在三诊开始用手足三里、丰隆以提升阳明经降浊化痰的气化功能，稳定疗效。五诊后以治疗阳明经为主更为巩固之前的疗效。

娄绍昆老师亦讲到耳聋耳鸣的证治，使用大柴胡汤的方证，仔细琢磨正是少阳、阳明合病之证。网络课有学员反馈：暴聋一案，同样出现阳明经、少阳经并病。运用经络气化理论指导临床可以帮助针灸医生对病机做出正确的判断。

耳闭塞案（少阳、阳明合病1例）

吴某，女，55岁。

初诊日期：2019年3月4日。

主诉：双耳闭塞半月余。

病史及症候：半月前感冒初起坐飞机返京，回京后感冒加重，双耳堵塞，后感冒症状消除，唯余耳堵塞持续不减，影响听力，经中西医治疗无效，求针灸诊治。刻下症：双耳闭闷，听人声较远，无鼻塞、头项部症状。大便不畅，日行一次。饮食睡眠可，舌暗红，苔略厚，脉沉弦。

经络诊察：太阴经、阳明经、少阳经异常。

辨经：病在阳明经、少阳经。

选经：厥阴经、阳明经、少阳经。

选穴：四关、偏历、支沟、阳陵泉、听会。

治疗效果：针支沟感觉双侧耳中有感应，听会穴针感亦传向耳内。起针后诊察阳明经、少阳经结络及结块消除大半，嘱继续观察病症变化。治疗后患者即返回家午息，醒后觉耳中闭闷基本消失。第三天晨起右耳又出现耳堵的感觉，喝水吞咽后消失。后再无反复。

【医案分析】本案双耳闭塞经络诊察发现太阴、阳明、少阳经均有异常，以少阳经异常最为突出，阳陵泉、支沟处结块较大，光明等处亦有较粗大结络。再结合病人口苦、舌质暗红、苔厚、脉沉弦等症候表现，辨经在少阳，因少阳火热合并阳明肠腑郁滞不降，属于阳明少阳经合并实热证。以此为选经配穴依据选取四关、偏历、支沟、阳陵泉，配合局部听会穴治疗，当即起效。从这个病例可以看出本病的症候是以少阳火邪循经上扰为基本病机，只有同时清解少阳火邪，通降阳明气机，才可以解决耳部气机郁滞。所以取支沟、阳陵泉清解少阳郁热，开四关宣通阳明气机，配合局部听会穴疏通耳络获得疗效。如果没有经络诊察的指导，本病很难在复杂的症候中剥离出少阳阳明合并的病机，可能也会使病人继续前面求治无效的失望。此案可与第一章太阴阳明病症中耳闭塞一例相互参考。

在王居易老师《针灸医案讲习录》中第 115 例是一则与本案相似的医案：患者单侧耳闭塞不通 3 周，也是病发于外感时乘飞机，症状亦是听声音较远，耳内闭闷不适，老师当时也曾认为是少阳病症，但是经络诊察却仅发现患侧养老穴明显异常，并且手太阳经筋明显有僵硬感。遂考虑：手太阳亦是构成耳之宗脉的一支，由于飞机气压的作用，太阳卫气内闭，耳膜内陷耳内经筋持续拘紧，气血难行，卫气不得宣达，遂使经筋脉气郁结，热不得出，当取手太阳经治疗。考虑为经筋拘急造成，即在辨经的指导下，取患侧少泽泻血 6 滴以引阳通络，辅以养老郄穴宣通气机，针后症状立刻缓解大半，第二天告愈。同是耳闭塞病例，经过经络诊察的甄别之后却分属阳明、少阳阳明合病及太阳经筋不同病机，由此辨析选经配穴治疗，只用 3～5 穴甚至 1～2 穴，三个病例均一次告愈，疗效甚为迅捷。如果临证单凭病症表现不加辨析而采用标准化治疗方案，恐难以达到这样的效果。

耳病针灸诊治讨论

耳病大多发为耳聋、耳鸣、耳闭塞等症，属于临床上常见病证，其病因病机分虚实两类，历代医家多将虚证责之于肾，认为与肾虚关系最密切。其理论根据本于《黄帝内经》"肾气通于耳，肾和则耳能闻五音矣"的生理认识，以及 "精脱者耳聋"，"液脱者……脑髓消，胫酸，耳数鸣"，"髓海不足则脑转耳鸣" 等病理表现。再有与过汗伤津有关，如《伤寒论》有 "未持脉时，病人叉手自冒心，师因教试令咳而不咳者，此必两耳聋无闻也，所以然者以重发汗，虚故如此"。还有与脾胃有关的耳聋耳鸣，往往先由胃虚所致，《灵枢·口问》说："耳者，宗脉之所聚也，故胃中空则宗脉虚，虚则下溜，脉有所竭者，故耳鸣。" 以上三者之耳聋、耳鸣，俱属虚证。若与肝胆有关者，多属实证。其病机如《素问·脏气法时论》说："肝病者……气逆则头痛，耳聋不聪。"《伤寒论》有"少阳中风，两耳无所闻"。此外，尚有耳聋属肺者，关于"耳聋治肺"的论点，始见于刘河间《素问病机气宜保命集》："假令耳聋者，肾也，何以治肺，肺主声。"他提出了耳聋可以从肺治，但没有阐明可从肺治的病机。后尤在泾氏对此做了说明，并附有治验病例。尤在泾《医学读书记》："愚谓耳聋治肺者，自是肺经风热，痰涎闭郁之症，肺之络，会于耳中，其气不通，故令耳聋，故宜治其肺，使气行则耳愈。"以上诸多医家经典，后学读之甚有裨益。

笔者近五年来治疗耳聋、耳鸣病案较多，本书整理其中病历资料完整者5例，年龄在45～80岁，临床表现虽不尽相同，经络异常也各有侧重，病属厥阴少阳的耳聋、耳鸣病例各1例，属少阳、阳明合病的耳鸣病例3例。临床治疗耳聋耳鸣多主张从少阳论治，但以往笔者临证按此治疗疗效并不满意。根据患者的经络异常表现，明确病变经络，精准施治，不仅可减少无效治疗对经络气机的干扰，快速取效，而且远期疗效稳定。耳闭塞一症，在文献中鲜有记载，临床报道亦少。但在临床却不少见，属于急性耳病较常见的病症，病患常有感冒病史，或者乘坐高速交通工具的发病原因，虽然病症起因与临证表现大多相同，但由于参与耳之宗脉构成的经络较多，临证亦需要根据经络诊察的结果辨清病经之所在，详察形候、精准施治是治疗迅速起效的关键。

癥瘕腹痛案（太阴、厥阴合病2例）

案1：钟某，女，36岁。

初诊日期：2017年11月5日。

主诉：少腹胀痛3年。

病史及症候：患者3年前（2014年、2015年做宫外孕手术）手术后出现双侧少腹胀痛，医院检查双侧输卵管不通，伴随白带量大，臭秽有味，月经周期正常，经前腹痛加重。刻下症：体胖，少腹胀痛，白带多臭秽，大便不成形，手足不温。饮食睡眠均可，舌淡暗有瘀点，舌中部厚腻苔，脉沉弦。

经络诊察：太阴经、阳明经、厥阴经、少阳经，少腹部双侧压痛，手下感觉较硬，可触及条索和硬块（多发）。

辨经：病在太阴、厥阴经。

选经：太阴、厥阴、阳明经。

选穴：尺泽、阴陵泉、手三里、足三里、三阴交、合谷、太冲、外陵、天枢。

二诊（11月12日）：上诊后大便较成形，白带量略有减少。治疗有效，原方治疗。

三诊（11月19日）：大便已成形，略黏。舌暗瘀斑未减，原方加针五枢、维道。

四诊（11月26日）：三诊后白带量增大，其中夹杂较多白色丝状物，质地较硬，持续排出1周，大便正常。察经：太阴经、阳明经脉异常有好转，厥阴经、少阳经异常突出，腹部压痛、硬结明显减轻。考虑为输卵管异物在往外排出。

针曲泽、曲泉、合谷、太冲、合谷、太冲、三阴交、天枢、阳陵泉。

五诊（12月1日）：少腹痛已减轻，月经期近。察经：厥阴经、少阳经异常。针地机、中都、蠡沟、三阴交，艾灸气海、关元。

六诊（12月7日）：月经刚结束，在经期阴道排出大团绒膜状物。腹痛已不明显。原方治疗。

八诊—十诊（12月12日—12月26日）：察经：以厥阴经、少阳经异常为主。手足不温，上方加灸腰阳关、命门、环跳。

十一诊、十二诊（2018年1月7日—14日）：手足转温。察经：厥阴经、少阳经异常已不明显，少腹柔软，已不痛。针天枢、五枢、维道、关元、三阴交、阳陵泉。嘱半年后再复诊检查输卵管的情况。

1年后随访，输卵管检查依然不通，但少腹胀痛病症已消。

案2：柳某，女，36岁。

初诊日期：2017年9月10日

主诉：腹痛2天。

病史及症候：跑步 18 天之后，出现少腹部隐痛与剧痛交替发作。B 超检查未见异常，但医院怀疑有盆腔炎症，建议生理期过后进一步检查。刻下症：体胖，少腹痛拒按，影响睡眠。食可，大便黏腻不爽。舌暗苔腻，脉弦。

经络诊察：太阴经、阳明经、厥阴经、少阳经异常。双侧少腹部压痛，双侧均有硬块，左侧较硬，嘱生理期后去医院做检查，针灸先止痛。

辨经：病在太阴、厥阴经。

选经：太阴、厥阴、少阳经。

选穴：针尺泽、阴陵泉、外陵、五枢、维道、中都、三阴交、合谷、太冲。

二诊（9 月 13 日）：一诊后，腹痛明显减轻。针灸处方同上。

三诊（9 月 20 日）：腹痛继减，按压少腹部硬结已明显消减，腹平软。针五枢、维道、中都、三阴交、合谷、太冲。

三诊后腹痛基本缓解，停止治疗。

1 个月后随访，病情未再复发，去医院检查亦未见异常。

【医案分析】两例癥瘕腹痛案比较相似，患者均偏胖，在症候特点上同见少腹痛，兼见大便不调、舌暗苔腻，脉弦。经络诊察均见少腹部积聚硬块，按之痛甚，四肢经脉以太阴阳明经、厥阴少阳经异常并见，综合分析两案病机相同，为湿浊与肝胆气郁交阻于少腹。两案的差异只是在癥瘕积聚的时间长短和轻重程度的不同。案 2 腹痛发作仅有 2 天，积聚时间短，症状虽重，初诊时少腹拒按，但一诊后腹部硬块迅速消减，可见病症以气机郁结为主，采用行太阴气机，运化湿浊，疏泄厥阴瘀滞的治疗方案，三次诊治即愈。案 1 病程 3 年，初诊少腹痛并没有案 2 患者那样剧烈，但以手按压少腹硬结呈硬块及条索状，硬度和深度都比案 2 严重许多，除了无形气机郁结，还存在有形癥瘕积聚，所以疗程更长，治疗难度更大。案 1 病患在三诊后，出现白带量增大，其中夹杂很多丝状较硬的东西，大约持续 1 周，同时腹部压痛、硬结明显消减，笔者考虑这应是胞宫气血运行改善后输卵管异物向外排出的征象。但由于瘀滞日久，1 年后随访，输卵管未能完全疏通，只是少腹癥瘕胀痛的症状已消除。

经络并病杂症针灸治疗小结

　　经络路径是病邪发展转输的基本途径，由于疾病发生发展变化与诸多因素相关，所以临床所见疾病的病机大多牵连多个经络系统，这些因素在疾病发生发展的过程中或为因果关系，或为并列关系，还有属于新旧病症并发的情况，由此形成经络合并症。

　　本章将主症病机牵连多条经脉且具有明确经络异常证据的案例整理陈述，目的在于总结运用辨经理论对复杂病症进行分析的方法。笔者在临证处理此类病变时，主要从以下三个方面去把握：一是辨析病邪的性质。从病症的病因、症候表现特征入手，确定寒热虚实属性。二是辨别病症所牵连的脏腑经络。这就需要结合四诊进行细致经络诊察，确定病变所涉及的经脉和经络气化的状态。三是分析多条经脉之间的影响路径和相互关系。例如耳鸣患者多见的阳明、少阳合并病症，表现病灶虽为少阳路线上的耳窍闭阻，原因却是由内生的肠胃痰浊，由阳明经转输少阳经，发为耳鸣。此病所牵连的少阳、阳明经之间存在显著的因果关系。四是把握治病求本的治疗原则。在选经配穴时，既要考虑到多条经脉之间的关系，选择最关键的经脉施治，同时还要考虑所选腧穴性质之间的相互配合，精选治疗经脉和腧穴，不能因为病变牵连脏腑经脉多而简单地采用多经脉、大处方进行治疗，过度耗损经气。

　　经络医学辨经选经理论可以帮助我们建立严谨的中医思维逻辑，在临床治疗复杂病症时，能够使我们思路清晰，明辨病机，有针对性地进行治疗而获得较好的疗效。

第五章　痛症（24例）

手指痛案（2例）

案1：郭某，女，36岁。

初诊日期：2017年7月21日。

主诉：右手中指、无名指指间关节疼痛1年。

病史及症候：1年前因产后受寒，导致右手手指疼痛，经热敷、烤电等治疗无明显效果，近期感觉疼痛加重，持物、取物均受影响。刻下症：右手中指、无名指近节指间关节疼痛，外观及活动正常，舌红苔薄，脉细。

经络诊察：右手少阳经外关至三阳络一段多条结络。

辨经：少阳经筋。

选经：少阳经、厥阴经。

选穴：针四关、左外关，配合右手中指、无名指活动，疼痛减轻一半，局部阿是穴针加灸。

二诊（7月28日）：针灸当日疼痛大减，疼痛已不明显。针右侧外关、合谷，灸阿是穴。

嘱避寒冷刺激，自行艾灸局部。

随诊：半年后治疗其他病症时告知，手指痛已痊愈。

案2：陈某，女，46岁。

初诊日期：2016年3月6日。

主诉：右手中指疼痛僵硬半年余。

病史及症候：右手腕管综合征术后1年。此次因腕管综合征再次发作，中指僵硬疼痛，无麻木感。眠差，多梦易醒，午后烘热，绝经2年。刻下症：右手中指疼痛，不能弯曲，舌质红，脉沉弦细。

经络诊察：手、足厥阴经异常。

辨经：厥阴经。

选经：厥阴经、阳明经。

选穴：针四关、中指阿是穴。

二诊（3月13日）：中指僵硬疼痛已减轻大半。针中指阿是穴。

三诊（3月20日）：中指疼痛继续减轻，但仍觉关节僵硬。察：左侧足中指有明显痛点。针足中指阿是穴，针后嘱其活动中指，疼痛立减，且活动灵活。

3次治疗后，各症状已明显减轻，转求调治失眠。

【医案分析】手指痛在临床很常见，因为病位局限，使用药物治疗效果往往不满意，加之患者感觉不是大病，拖延日久反成痼疾。针灸疗法治疗本病显示出很大的优势。此类病症的特点是痛处固定不移，影响关节活动，治疗原则当以"以痛为输""上病下治"并用，治疗方法分近治和远治两种。选择用近治法时需要仔细循按痛处经筋的附着处，于疼痛最明显的缝隙处行针刺，以通行气血，这是决定疗效的关键。找准位置刺入，精准一针，已能斩获大半功效。远治法是从远端同名经或者解剖结构相似的关节位置找到反应点针刺，同时配合患处的活动。此种治法在调整经络气化同时，还配合了心理意念作用，令意气为先导疏通患处气机，疗效甚为迅捷，常有出乎意料之效。

手腕痛案（2例）

案3：车某，女，59岁。

初诊日期：2017年9月21日。

主诉：右手腕肿痛半日。

病史及症候：无明显诱因突然出现右侧手腕肿痛，屈伸不能。回忆当日上午曾用右手提二三十斤的重物行走约 1 公里。刻下症：右手腕肿痛不红，屈伸不能，舌红苔薄黄，脉滑。

经络诊察：右侧手少阳经（腕背正中肿，有明显触痛），左侧外踝下肿（两个月前曾经崴伤左脚踝）。

辨经：少阳经筋。

选经：足少阳经。

选穴：针左侧丘墟、绝骨、阳陵泉。

针丘墟后，手腕立刻能做轻微屈曲动作，继续针绝骨、阳陵泉，手腕屈伸幅度继续加大。留针 30 分钟，起针后疼痛明显缓解。

第二天回复：手腕疼痛明显见好，屈曲近 90°时能感觉轻微疼痛。

第三天回复手腕疼痛肿胀完全消失。

【医案分析】本案患者手腕疼痛始于当日提拿重物之后，诊察肿痛部位在腕背正中，属少阳经筋失濡，再仔细诊察发现其左侧脚踝肿痛，据此可以推测因两个月前的崴脚造成了少阳经筋失衡，提拿重物而致腕部发病，症状表现在手，实则是整个少阳经筋的功能失常，治疗时，以调整左下肢少阳经筋为主，配合手腕部活动，使腕部软组织的卡压与拘紧得到理顺与解除，即获显效。可证之前推测正确。

案 4：杨某，女，24 岁。

初诊日期：2019 年 3 月 24 日。

主诉：右手桡骨茎突狭窄性腱鞘炎 1 年余。

病史及症候：产后因为抱孩子、洗衣物着凉等多种原因出现右手腕部腱鞘炎症，逐渐加重，出现桡骨茎突处增厚凸出，影响拇指运动，抱孩子、持物均疼痛。经中药外敷、推拿治疗症状均未改善。刻下症：右手腕桡骨茎突处明显凸出并疼痛，拇指不能背伸，舌暗苔白，脉沉细。

经络诊察：腕部桡骨茎突处凸起，有压痛。手阳明经、手少阳经结块较多。

辨经：病在右侧手阳明经、手少阳经经筋。

选经：左侧足阳明经、足少阳经。

选穴：左侧足三里、上巨虚、下巨虚、绝骨、光明、阳陵泉。采用动针法，留针期间配合腕部活动，艾灸患处。起针后腕部疼痛明显减轻。

二诊（3月31日）：诊后配合艾灸患侧腕部及中药熏洗，疼痛已明显缓解。察患处桡骨茎突已不凸出，继续以原方采用动针法针刺。

针后腕部疼痛全消。

随访：半年后随访，右手腕活动如常，病已痊愈。

【医案分析】本案的治疗显示出经络强大的通行气机的功效。患侧桡骨茎突处明显增厚，拇指伸肌腱僵硬。经络诊察见手阳明经、手少阳经结块很多，局部结合经络诊察辨为手腕部气机阻滞于阳明、少阳经经筋。根据经筋病左病右治的原则，选左侧足少阳、足阳明经治疗，绝骨、光明、下巨虚进针时针尖须贴紧肌腱边缘，所谓"在筋守筋"，同时运用动针法，配合拇指及腕关节的活动，促进经络气机的运行。此案一诊即获显效，初诊患侧明显外凸的腕部外形已完全恢复正常。二诊巩固一次痊愈。

肩痛案（3例）

案 5：赵某，女，53 岁。

初诊日期：2016 年 3 月 15 日。

主诉：左侧肩痛 7 月余。

病史及症候：左肩疼痛，经医院诊断为肩周炎，经外敷、推拿、运动康复疗法等治疗 3 个多月，肩痛已有很大缓解。但仍遗留上举、后伸时疼痛，一直不能缓解。刻下症：肩痛，肩关节活动度上举约 150°，后伸上举高度两手差距两个手掌。舌质红少津，脉细数。

经络诊察：手太阴经、手阳明经、手少阳经、手太阳经异常，左足厥阴经、足太阴经疼痛剧烈。

辨经：病在手太阴经、手阳明经、手少阳经、手太阳经。

选经：以运动针法取手足阴阳经交叉配穴。

选穴：依次取左侧中封、商丘，左手三叉（董氏奇穴），右侧列缺、内关、丘墟、阳陵泉、足三里。

第一针中封下针，肩痛立减七成，上举已无痛，后伸上举亦抬高许多。疗效显著。

二诊（3月18日）：疗效回复20%，疗效评估：肩部手太阴经、手阳明经位置的疼痛减轻。疼痛位置未变，手三焦经位置的疼痛明显，原方治疗。

三诊（3月21日）：诊察肩部三焦经路线疼痛消失，手阳明经、手太阳经位置的疼痛仍然突出。取右侧三阴交、中封，左侧合谷、后溪。针刺后配合肩部活动，左侧肩部活动范围有较大幅度增加。

四诊、五诊（3月24日—28日）：手阳明经、手太阳经位置的疼痛逐渐减轻，每次针后痛点消失，疗效可持续一两天，继续以三诊方治疗。

六诊（4月1日）：察手少阳经、手阳明经疼痛已完全消失，手太阳经、手太阴经疼痛明显。取右侧通里、左侧手三叉，右侧丘墟、足三里，左侧中封、商丘。

经治疗疼痛缓解，加头部左侧额结节后侧（对应肩点反射区）。患者诉针后手太阳经位置的疼痛消失。

七诊（4月5日）：手太阳经疼痛已消失，仅余手太阴经痛点，但疼痛已明显减轻。取右侧地机、三阴交，左侧太渊、合谷，配合肩部活动。

八诊（4月8日）：疗效稳定，痛减约90%。检查头部及四肢经络反应点已明显减少。取四关、手足三里调理气机。

疗效：随访半年，已完全痊愈。

【医案分析】针灸临床还有许多难题需要解决，肩周炎应算一个。在微信群中经常有人提问肩周炎的治疗方法。本案是笔者在临床中唯一一例完全以谭针平衡思维来治疗的医案。谭针思维主张上下左右交叉平衡，不要求腧穴的位置准确，只要求寻找平衡点。谭针的神奇之处是，只要找到反应点，下针就有立竿见影的疗效，但症状回复得也很快。这种神奇而有趣的现象，使我感觉到周身经络并非仅仅是线性结构，如果从经络医学角度分析，各种有效的针法究其本质依然在于解除经络循行的障碍，经络之间应该存在着场效应。我的病人大多一周一次治疗，所以我放弃了谭针的治疗方法，但是谭针在三阴三阳之间寻找平衡的独特思维还是给了我许多启发。在我日常的针灸治疗中经常会有使用。

案 6: 赵某,女,50 岁。

初诊日期:2019 年 10 月 6 日。

主诉:右肩痛半年。

病史及症候:右肩疼痛半年,外展、上举活动受限。刻下症:肩痛,上举、外展时向上臂放射痛。舌质红少津,脉细数。

经络诊察:右侧手太阴经、手阳明经、手少阳经异常,左侧足厥阴经、足太阴经踝上 2～5 寸一段肿胀压痛。

辨经:病在手太阴经、手阳明经。

选经:足太阴、足厥阴、手阳明。

选穴:依次选择左侧三阴交、蠡沟,同时活动右肩,疼痛缓解大半,继续针右侧条口、合谷、液门,活动右肩已基本不痛,活动自如。

二诊(10 月 9 日):上诊疗效持续 2 天,来诊时疼痛有所反复,但程度减轻六成,诊察发现左踝上肿胀明显消退,针左侧地机、阴陵泉、中都,右侧液门、合谷。

三诊(10 月 16 日):疗效维持时间延长,基本未再反复。治疗同二诊处方。

三诊后,肩痛已不明显,嘱患者每日练习爬墙、背后拉手等康复项目。1 个月后述肩痛已痊愈。

案 7: 陈某,男,61 岁。

初诊日期:2020 年 4 月 6 日。

主诉:右肩痛 2 个月。

病史及症候:2 个月前,因打球拉伤右肩,持续疼痛 2 个月,影响打球扣杀动作。刻下症:肩痛,不能后伸及内旋。肩部前屈、上举均可,日常生活不受影响,饮食睡眠二便未见异常,舌淡红,苔白,脉略沉。

经络诊察:肩部痛点局限在右侧肩峰前下方约 2 寸,肱二头肌外侧、局部肌肉组织僵硬。其余经脉未见异常。

辨经:病在右侧手阳明经。

选经:左侧手阳明、右侧足阳明。

选穴:取左侧手阳明经阿是穴(与右侧痛点对称点),配合运用右肩,疼痛明显缓解，继续取右侧条口，疼痛消失。温和灸患处5分钟。

二诊（4月14日）：上诊后，疼痛一直未发，昨日打球后稍感不适。诊察疼痛部位未变，但疼痛程度减轻大半，且肌肉组织柔软。取右商阳放血6滴，温和灸患处10分钟。

随访2个月，肩痛未再复发，可继续打球。嘱运动前做好热身活动。

腰痛症案（1例）

案8：李某，男，46岁。

初诊日期：2016年6月1日。

主诉：慢性腰痛15年，急性发作半日。

病史及症候：患者15年前给汽车换轮胎时扭伤右侧腰部，后在久坐或者搬抬较重物品劳累后时常发作右侧腰痛。此次病发因在某处按摩腰部引起。刻下症：腰痛，无法自行起坐，疼痛剧烈。舌红，脉弦。

经络诊察：右侧腰肌紧张僵硬，足太阳经京骨至申脉一段有结络。右侧腰三横突部位压痛。

辨经：病在太阳经筋。

选经：奇穴。

选穴：经筋病多以缪刺法治疗。针左侧手部腰痛奇穴，同时嘱患者配合活动腰部，疼痛立刻减轻。留针同时活动腰部20分钟后，急性疼痛已经基本缓解。嘱休息两日。

二诊（6月4日）：腰痛已消大半，检查患处腰肌松软，支撑力差，右侧腰三横突依然有剧烈压痛。右侧手太阴经尺泽、孔最压痛明显，左侧足太阴经缝隙紧张。

取左侧腰痛奇穴，右侧尺泽、列缺，左侧阴陵泉、照海，右侧阳陵泉、申脉。

起针后感觉腰部轻松，且感觉有力，腰部不适感均消。

半年后来诊治疗咳嗽，自述针后腰痛已消。

膝关节痛案（1例）

案9：张某，女，45岁，澳籍。

初诊日期：2020年1月20日。

主诉：右膝关节外伤后疼痛18个月。

病史及症候：1年半前因外伤撞击大腿外侧引起膝关节扭错伤，关节肿胀疼痛，经国外医院诊断：软组织扭挫伤，筋骨未见异常。经理疗治疗半年，膝关节仍然疼痛，下车时有打软无力感，后又经1年康复锻炼，病情依然未见明显缓解。刻下症：右膝关节微肿，腘窝处增厚，单腿不能站立，膝关节屈曲受限。

经络诊察：右膝腘窝增厚，委阳处较大结节并压痛，承扶、殷门处结节较大。左侧手太阴经肘窝处肿胀压痛，孔最处狭窄。

辨经：病在右侧足太阳经筋。

选经：左侧手太阴经。

选穴：左侧尺泽、孔最。

针刺同时嘱患者配合行走、下蹲、单腿直立等活动，膝关节的活动立感自如轻松，关节活动、力量和自如度恢复70%左右。针灸后，配合下肢太阳经筋按摩梳理，感觉已经基本恢复运动功能。

因患者第二天即回国，嘱其自我按揉左侧手太阴经尺泽穴并配合右膝关节活动，可以适当配合理疗、运动，增强关节周围软组织力量辅助康复。

1个月后随访，病情稳定。

小腿外侧拘挛痛案（1例）

案 10：曹某，女，58 岁。

初诊日期：2017 年 6 月 11 日。

主诉：右小腿外侧扭伤 3 个月。

病史及症候：3 个月前扭伤膝关节，当时膝关节肿痛不能屈，经理疗及贴敷治疗两周后，肿消，右小腿外侧不适，行走 300 ～ 500 米即引发小腿外侧肌肉痉挛疼痛。刻下症：右膝不能下蹲，关节外观正常。

经络诊察：右侧足少阳经明显异常，双侧手少阳三焦经结络。腘窝处有一明显囊状增厚感。

辨经：病在少阳经。

选经：取之少阳经。

选穴：左侧外关、支沟。

针后，嘱患者行走活动观察疗效。步行 500 米后痉挛减轻，感觉行走时不适感转至腘窝处。察左侧手太阴经肘窝下有僵硬感，尺泽处施揲法，出紫黑瘀印。再次活动，不适感大为缓解。

二诊（6 月 18 日）：上症基本消除，未出现痉挛现象，唯余腘窝处不适感仍存。检查腘窝处囊状增厚物明显变软缩小，手少阳经结络未消除，询问有偏头痛症状，睡眠不好会引发病症。手太阴经尺泽处异常已消失。针左侧尺泽、右侧委阳。

三诊（6 月 27 日）：10 天后来诊，述二诊后症消。来诊当天上午买菜提重物约 20 斤回家后，右小腿旧伤又发。诊察手太阴经肘窝处有紧张感，但未形成结块。针尺泽同时活动下肢，当时症消。

【医案分析】患者的局部异常发生在右侧腘窝外侧，对应的位置在左上肢肘窝外侧，诊察时在左侧尺泽穴下发现一处明显结块，且压痛非常明显。如果按照经脉之间的联系来分析，是属于足太阳经与手太阴经之间的关联，这一路径在《黄帝内经》等经典中都未曾涉及，属于孙思邈提出的"五脏穿凿"中肺与膀胱之间的一个特殊联系路径。其中的机理目前还没有合理的解释，但在临床治疗中普遍存在。动针法，就是在留针期间令患者活动患处，是治疗经筋病症的一个关键。

大腿后侧牵拉痛案（1 例）

案 11：刘某，男，56 岁。

初诊日期：2018 年 9 月 22 日。

主诉：右侧大腿后内侧牵扯痛 1 周。

病史及症候：1 周前因负重锻炼导致大腿肌肉拉伤，行走时间长即感觉大腿后正中及内侧牵拉痛，做理疗热敷无效。刻下症：普通行走无异常，做大跨步行走即感大腿后侧牵拉。

经络诊察：足太阳经异常，可触及右侧股二头肌内侧（大约殷门穴处）有长条状僵硬变化。

辨经：病在太阳经。

选经：手太阴经。

选穴：左侧孔最，使用动气针法，针后嘱患者做大跨步行走，病人自述之前的牵拉感已消失，留针期间嘱患者继续活动巩固疗效。

半个月后随访，一直未发。

【医案分析】本案为足太阳经腿部经筋受伤导致拘急不利。察经可发现损伤局部有增生囊状物或僵硬感。先取局部腧穴殷门，针刺后病人感觉针感向大腿根部传导，起针后感觉拘急更加严重，遂在对侧手太阴经处寻找到孔最处的僵硬感，使用动气针法，边针边活动患处，立即取效。

以上两个案例对于经络别通关系的理解很有意义。

足踝痛案（1例）

案 12：黄某，女，50 岁，

初诊日期：2018 年 7 月 10 日。

主诉：右足踝部疼痛不能着地 1 天。

病史及症候：1 天前午睡后不明原因出现右足踝部剧痛，不能下地行走。（后回忆，上午做饭时锅盖掉落，曾用右脚挡了一下）热敷休息 1 天，症状未见明显缓解。刻下症：右足痛不能行走，足踝部未见明显红肿。右侧外踝前下可触及明显压痛，手法无法松解。余未见异常。

经络诊察：右侧足少阳经明显异常，左侧外踝前下对应部位亦可触及剧痛点。

辨经：足少阳经筋。

选经：对侧足少阳经。

选穴：左侧丘墟。

针后即令患者尝试右足下地负重，当时即感轻松，患者惊喜不已，破涕为笑。原地活动几下即出针，让患者在走廊行走。

第二天患者打来电话，踝部仍稍肿，但已不疼，当天下午即抱着孩子外出活动，已无大碍。

运动针法治疗关节痛症讨论

以上 12 例痛症均使用运动针法取得显著疗效。12 例病案均排除骨性病变，病因或为寒湿外侵，或因急性外伤所致，属于筋伤的范畴。治疗急、慢性经筋病症时，重点在于疏通气机，解除关节周围经筋的拘急或卡压，此时运用运动针法是一种非常好的方法。将经络医学思维与运动针法结合产生了显著快捷的疗效。这种针法有两大特点。

1. 针灸治疗的同时要配合患肢或患处关节的活动。经筋是十二经脉之气濡养筋肉骨节的体系，经筋具有约束骨骼、屈伸关节、维持人体正常运动功能的作用，正如《素问·痿论》所云："宗筋主束骨而利机关也。"经筋为病，多为转筋、筋痛、痹证等，临床表现以关节活动疼痛障碍为主，所以治疗此类病症的重点在于解除经筋拘挛，使筋骨组织解剖轻微错位得到纠正，恢复关节的活动机能。因此在针灸干预的同时进行关节活动是治疗中很重要的一步，这一点是针灸界同仁们的共识。

2. "以痛为输"选择腧穴：由于要在针灸的同时活动患处，所以这种针法不针患处，那么如何"以痛为输"呢？根据经络医学原理，可以得到很多经络联系的路径，由此也有多种选择。

首先，详细诊察患处经络气机的状态。先要判断关节有无错位，有无韧带撕裂，有无瘀血肿胀，有无特殊解剖形态变化，必要时要结合患处的影像学报告，目的在于对患处的解剖结构是否正常做出正确的判断，避免延误病情。在此基础上要仔细循推患肢经络，确定病经的范围。

其次，要详细诊察健侧肢体的经络状态。一般而言与患处经络相关的路径在健侧肢体大多都有异常表现，如肿胀、结块、结络或者特殊的疼痛敏感等。笔者发现临床中这种经络相关表现在同名经最多（案1、2、3、4、6、7、8、10、12），其次还有别通经脉（案6、8、9、11）、表里经（案6）、其他（案5）等。

再次，选穴要精准。在找到相关联的经脉之后，取穴多以部位相对应、解剖结构相似、穴性一致的腧穴作为治疗首选腧穴，最好在3针以内。选穴多会干扰气机的运行，反而削弱治疗效果，此时要将多余的针拔出（案11），重新寻找精准腧穴点才能获得稳定疗效。

具体而言，选穴的方法就是以病灶点为对应，在其上下左右肢体的相关经脉上寻找相应解剖位置与穴性相同的腧穴，一旦寻找到反应敏感的穴点，以此为腧常可以有出其不意的疗效，这种选穴方法体现了中医整体思维的特性。我们在文献中也能见到这样的论述，如《灵枢·终始》有云："病在上者下取之，病在下者高取之，病在头者取之足，病在腰者取之腘。"《灵枢·官针》云："远道刺者，病在上，取之下，刺腑俞也。"关于"左病刺右，右病刺左"的针法还见于《素问·刺腰痛论》《素问·缪刺论》《灵枢·官针》等多篇文献中，可见古人对这种上下、左右交叉取穴的针灸实践已有丰富的经验和独特的认识。《灵枢·本脏》曰"经脉者，所以行血气而营阴阳，濡筋骨，利关节者也"，笔者认为根据经络的生理功能和运行特点，运动针法不仅可以用于关节痛症的治疗，也可以在内脏病症中广泛运用，今后可以在实践中多做尝试，以提高运用此法的水平，更快捷地解决临床更多的病患。

腰腿痛案（腰椎间盘突出症4例）

案1：周某，男，19岁。

初诊时间：2018年5月16日。

主诉：双下肢疼痛1年余。

病史及症候：患者高中毕业后即去南方打工1年多，回家后一直感到双下肢交替疼痛，行走时间长则疼痛加重。家长带其就医检查，排除风湿类疾病。曾经过针灸、推拿、中药等医治，虽有一定效果，但疼痛一直在。刻下症：双下肢疼痛，行走姿势偏斜，骨盆严重倾斜，右侧外旋上移严重。站立位右臀明显上提。俯卧时髋部悬空，不能平卧。

经络诊察：少阳经、太阳经、督脉异常明显。右侧环跳穴深层紧张僵硬。

辨经：病在督脉、太阳经、少阳经。建议家长带其做进一步影像检查，确定骨骼结构变化以及椎间盘病变。

选经：督脉、太阳经、少阳经。

选穴：后顶（针后无明显缓解）、后溪、申脉，右侧环跳、委中、腰部阿是（针加灸），针后配合正骨推拿。诊后病症有缓解，针后能感觉到到臀部肌肉放松。正骨手法比较顺利。

二诊（5月19日）：症状没有明显变化，配穴原方去后顶。

三诊（5月23日）：右侧下肢疼痛缓解，左侧下肢疼痛加重。后溪、申脉，双侧环跳、委中，腰部阿是（针加灸），针后配合正骨推拿。

四诊、五诊（5月26日—5月30日）：双下肢症状持续缓解，已能平卧。原方治疗。

六诊（6月6日）：核磁检查结果：腰部1～5腰椎间盘病变，有三节严重突出。医生认为腰部畸形过于严重，手术意义不大。

针灸配合推拿治疗疗效明显，自述原来只能行走两三百米必须蹲下休息。目前行走时间长能感觉下肢疼痛，但程度明显减轻，不用再停顿休息。温针灸命门、腰阳关，双侧环跳、委中，针感要传至足部。

七诊（6月13日）：下肢疼痛持续缓解，走路姿势恢复如常。腰部命门、腰阳关艾灸，针环跳、居髎、委中、阳陵泉。

八诊（6月20日）：症状已消减大半，针灸处方同上。治疗结束，回外地工作。

本案经针灸配合正骨推拿之后，骨盆旋转已纠正大半。俯卧位改变很明显，能自如平卧（图5-1），且行走功能改善最为明显，恢复工作。

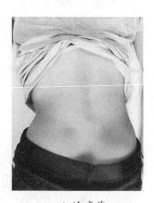 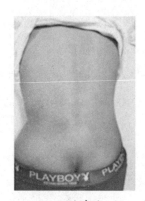

A 治疗前　　　　　　　B 治疗后

图 5-1　患者治疗前后俯卧位对比

案 2：忻某，男，22 岁。

初诊日期：2017 年 7 月 19 日。

主诉：腰腿痛 6 年（腰突症）。

病史及症候：6 年前无明显诱因出现腿痛，去医院检查诊断为左侧腰 4、5 椎突出，3 年后诊断右侧腰 5- 骶 1 椎间盘突出，反复做推拿牵引治疗后，症状未能减轻，右侧从大腿到脚踝感觉被牵着。6年间曾多次住院治疗，排除强直性脊柱炎，经中药、推拿、牵引、热敷等治疗，病症未能控制。2年前行椎间孔镜髓核摘除术，术后疼痛稍有缓解，但仍感觉腰部无力。刻下症：腰痛伴无力感，感觉腰部有一条筋一直牵扯至右踝，弯腰障碍。舌红苔薄白，脉沉弦。

经络诊察：双侧足太阳膀胱经京骨疼痛。后顶、玉枕（右）压痛，左侧腰痛穴（+），背部外观异常较明显。上背部右侧隆起；右髋部有手掌大的明显凹陷区域（最深处约2厘米）。

辨经：病在太阳经。

选经：督脉、太阳经、少阳经。

选穴：后顶、玉枕（右）、左侧腰痛穴，针后患者腰部活动范围增大三成左右，嘱活动20分钟再行下一步治疗。20分钟后继针右侧环跳、风市，双侧委中、京骨，同时配合推拿治疗。针灸期间可见右髋部凹陷逐渐变浅。

二诊（7月23日）：腰腿牵扯感已明显减轻，右侧腰骶部凹陷变浅。针灸处方同上，配合推拿治疗。

三诊（7月26日）：腰腿牵扯感逐渐减轻，右侧腰骶部凹陷基本平复。

针后顶、右侧玉枕、顶结节、左侧孔最，配合推拿治疗。

扫码看彩图

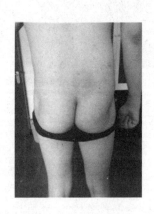

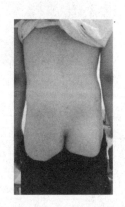

A 第一次治疗后　　　　　B 第三次治疗后（2次针灸＋3次推拿）

图 5-2　治疗前后对比

四诊—六诊（7月30日—8月2日）：三次治疗后右髋部外观基本正常

（图 5-2），自我感觉针后轻松，但不能持久，走路超过 500 米就会出现牵扯感。针双侧肾俞、大肠俞、秩边、委中。

六诊后，症状未能完全消除，但已感觉轻松，右侧牵扯感在行走较长路程后依然出现，但休息后可以缓解，右臀部的凹陷未再反复。

患者对疗效满意，停诊返回上海。

案3：周某，男，40 岁。

初诊时间：2018 年 3 月 18 日。

主诉：腰痛伴右腿放射 3 年余，加重半年。

病史及症候：3 年前因搬抬重物出现腰痛伴右下肢放射痛，核磁片显示腰 4、5 椎间盘向右后突出，压迫硬膜囊，医院建议手术治疗，已预约在半个月之后手术。刻下症：右侧腰痛，板状腰，右侧骨盆后倾上翘。右大腿后侧、小腿外侧至足踝、足底冷痛麻木（以手触摸能感觉到明显冰冷感）。走路跛行，仅能以左侧臀部就坐，食可，二便调，舌淡润，脉沉。

经络诊察：足太阳经、足少阳经、督脉异常。

辨经：足太阳经、足少阳经、督脉。

选经：足太阳经、足少阳经、督脉。

选穴：后顶、顶结节，搓针法。命门、腰阳关、腰 2-3、腰 3-4、腰 4-5 夹脊、环跳、阳陵泉。命门、腰阳关加灸。针命门、腰阳关及夹脊时，针下腧穴结构不清，阻碍进针，出针后针体严重弯曲，反复 3 次方进针成功。

二诊（3 月 21 日）：感觉腰腿冷痛及牵扯感减轻，走路右腿后牵扯感基本消失，但坐位腰部僵硬仍然明显。针后顶、命门、腰阳关、腰 2-3、腰 3-4、腰 4-5 夹脊、环跳、阳陵泉，命门、腰阳关加灸。此次再针腰部腧穴，针下缝隙结构明显清晰，进针顺利，一次成功，出针无弯曲。

三诊（3 月 28 日）：患者感觉症状改善极为明显，基本已不觉有疼痛和不适感，站立、行走、坐卧均不受限。检查腰部骨盆已平，右侧下肢皮肤温度与左侧已无区别。针环跳、阳陵泉，灸命门。

以上三诊疗程约 10 天，患者自认为病症已除，取消手术。外出公务，治疗停止。医嘱注意保暖，不要久坐、负重及弯腰拾物。

四诊（4月30日）：在外地出差时，替老人搬举行李箱引发病症复发，腰痛放射到右下肢。检查：腰骶部骨盆倾斜，腰臀及右下肢温度正常。针后顶、顶结节，行针后症状改善不明显。察经：右侧足少阳经异常明显（悬钟、光明、阳陵泉处多处结块），灸命门、腰阳关，针环跳、阳陵泉。起针后，症状明显缓解。但腰臀部肌肉僵硬。建议后期配合推拿治疗，缓解劳损，恢复肌肉弹性。

半年后随访：劳累后偶尔出现腰腿痛，休息后可缓解，平时坐立行走均不受影响。

案 4：王某，女，59 岁。

初诊时间：2017 年 7 月 10 日。

主诉：腰痛伴右下肢放射痛 3 年。

病史及症候：多年腰肌劳损，下腰痛 10 余年，每当弯腰劳作即发作，休息后缓解。3 年前因带孩子持续劳累，腰痛加重，坐、卧、行走均严重障碍，不能弯腰、俯卧等。核磁片显示腰 3-4、腰 4-5 椎间盘突出，医院建议手术治疗。刻下症：腰痛伴右下肢放射痛，行走姿势僵硬，右侧明显拖胯。胃胀气，时有便溏，且胀气感连及背部。睡眠、二便均调，舌苔厚。

经络诊察：督脉、足太阳经、足阳明经异常。胸 11-12、腰 3-4-5 段督脉及右侧夹脊背俞穴明显压痛。胸 11-12 段压痛感与胃部胀气感相应。

辨经：病在太阳经、少阳经筋。

选经：督脉、太阳经、少阳经。

选穴：后顶、右侧玉枕、命门、腰阳关，右侧肾俞、大肠俞、环跳、阳陵泉。

二诊（7月13日）：诊后当天腰部疼痛卡压症状即缓解，但环跳针感遗留时间很长，感觉右腿不适。原方去环跳，继续治疗。

三诊（7月16日）：已能顺利翻身俯卧（原来只能仰卧、侧卧），上诊处方加秩边（局部酸痛有结络）。

四诊（7月19日）：腰腿疼痛症状减轻，但依然感觉右侧腰背部僵硬。察背部胸 11-12 段压痛感一直存在，并且按压时痛感窜向右侧腰骶，同时亦能感传至上腹部。考虑此节段的气机阻滞应与患者胃腑气机不畅有关。察经：足阳明经、足少阳经、任脉异常。上腹部胀气，以手压之向后背放射，与腰部僵硬病灶明显相关。胃脘胀气病在阳明经、少阳经。选阳明经、任脉、少阳经。针中脘、足三里、下巨虚、支沟、阳陵泉。

五诊（7 月 22 日）：胃脘胀满减轻，察背部脾俞、胃俞指下有增厚感，压之敏感。针中脘、足三里、下巨虚、阳陵泉、丘墟、脾俞、胃俞、大肠俞、秩边、委中。

六诊（7 月 28 日）：胃脘胀明显缓解，按压上腹部无胀气感，亦无腰部感传。背部胸 11–12 段压痛感消除。针中脘、足三里、下巨虚、阳陵泉、丘墟、脾俞、胃俞、大肠俞、秩边、委中。

患者专程从外地来京就诊，20 天共治疗 6 次，行、走、坐、立均自如，坐火车返家。返家后当年冬天受寒，出现过短期腰腿不适，艾灸腰部后缓解。后未再发作，平时只有弯腰做家务时感觉腰部不适，其余生活如外出、旅游均不受影响。

【医案分析】腰椎间盘突出症临床常见。从病因、症候结构与经络异常来看，大多属于因受寒、劳损导致腰背部太阳或少阳经筋卫外及运动功能减退，大多病程较长，治疗多选择太阳、少阳经筋配合督脉进行调整。但临证每个病案又有特殊病因及病机特点，所呈现出的经筋组织结构状态也各不相同，医者必须结合经络气化的特征，针对病机精准施治，才能彻底解除病患。如案 1 年轻患者，骨盆严重倾斜，牵扯腰椎周围多条肌肉痉挛，下肢少阳、太阳经筋僵硬严重，针刺治疗感传不明显。经过正骨手法纠正骨盆畸形之后，再次针灸感传明显加强，治疗效果明显提高。案 2 患者脊柱严重畸形，背部外观异常明显，上背部右侧隆起，右髋外侧有明显的凹陷，患者自我感觉腰部有一条筋一直牵扯至右踝。治疗需要针对病机从颈项部到足部整体调整，患者右侧髋部的凹陷在针灸过程中能看到外观的变化。案 3 患者腰4–5 椎间盘向右后突出明显，板状腰，右大腿后侧、小腿外侧至足踝、足底冷痛麻木，以手探之有冰冷感。针刺腰部指下缝隙不清，进针阻力很大，以针加灸调整太阳、少阳经筋后，二诊时下肢明显转温，进针顺利，指下缝隙也变得清晰，针感明显传向下肢远端，快速解除了病患行走活动障碍。案 4 病人的情况更加特殊，经过 4 次治疗病人腰痛症状明显缓解，但是右侧背部僵硬感一直未解除，病症容易反复，四诊时发现病人胃脘胀满与腰椎压迫存在明显相关性，察足阳明经僵硬，结合患者舌苔厚、便溏等症候表明阳明经气化阻滞，治疗后期转向重点调整足阳明经，胃胀满一症得到解除，最终腰椎间盘压迫症状完全治愈。

老年性退行性脊椎病变导致颈肩背痛、腰痛案（2例）

案1：窦某，女，76岁，退休教师。

初诊日期：2016年7月12日。

主诉：腰痛多年，加重2年。

病史及症候：腰椎骨质增生多年，逐渐出现腰背僵硬酸痛。近2年腰痛严重，睡卧、坐、行走均受影响，睡眠质量不高，血压长期高。医院检查：骨质疏松及严重骨质增生。刻下症：腰背僵硬酸痛，饮食可，二便调，眠差，舌质暗有瘀斑，脉沉。

经络诊察：督脉路线脊柱扭曲变形，由右上至左下呈"S"形弯曲。腰1-4督脉及夹脊明显变硬，无缝隙。余经未查。

辨经：督脉及夹脊络脉气血瘀结。

选经：督脉。

选穴：悬枢、命门、腰阳关及夹脊穴。

二诊（7月19日）：一诊后腰痛消除大半，坐、立、行走均不受限，睡眠大为改观。唯余背部尚感觉僵硬。察以前督脉腰部僵硬处，明显缓解，压痛已消。胸椎9-10段有紧张感。针筋缩、中枢及夹脊。

随访2个月，腰痛已消，坐、卧、行走自如，腰痛未再发作。

案2：杨某，女，72岁。

初诊日期：2018年11月10日。

主诉：全身关节疼痛多年。

病史及症候：颈椎、腰椎骨质增生多年，近年出现四肢关节肿胀，最近脑出血1毫升，预止血处理缓解出院1周。刻下症：颈部肌肉僵硬，腰痛，脊背佝偻，四肢关节肿。双耳耳鸣，睡眠差，每晚大约入睡 1 小时；便秘，需使用药物三四天方能解出。舌暗，边尖均可见暗紫色瘀斑、瘀点，苔白腻，脉沉细无力。既往高血压、糖尿病史多年，冠心病心肌供血不足。

经络诊察：手足少阳经、足太阳经、足少阴经、手太阴经、手厥阴经、手少阴经异常。

辨经：病症复杂，经络气化紊乱涉及多条经脉。具体辨经见图 5-3。

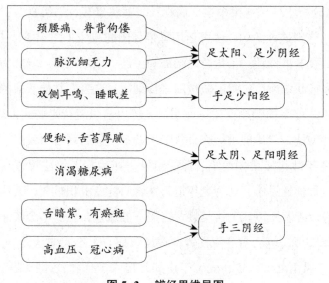

图 5-3　辨经思维导图

选经：首先解决腰痛不能行走一症。急则治其标。选督脉、足太阳经为主要治疗经脉。配合手三阴经、足阳明经治疗主要兼症。

选穴：十七椎、腰阳关、命门、颈部夹脊、风池、天柱、开四关、曲泽、大陵、行间、三阴交、尺泽、上巨虚。

针灸后脊背可挺直，双耳耳鸣、便秘、睡眠均明显缓解。舌瘀斑变浅。

二诊（11 月 17 日）：一诊后感觉腰椎疼痛明显减轻，睡眠好转，大便通畅许多。耳鸣、眼花均感到明显减轻。经络诊察：手足少阳经、手太阴经、手厥阴经、手少阴经异常。手太阴经、手厥阴经异常减轻。

继续以腰痛为主诉施针，俯卧位针十七椎、腰阳关、命门、颈部夹脊、风池、天柱，然后以仰卧位治疗失眠、耳鸣与便秘。针四关、曲泽、大陵、行间、三阴交、足三里、上巨虚、阳白、太阳。

三诊（11 月 24 日）：颈椎、腰椎疼痛已明显缓解，耳鸣缓解，睡眠好转，大便仍较干。舌红，瘀斑减轻。经络诊察：手足少阳经、手太阴经、手厥阴经异常，左肩肌肉萎缩，左膝关节肿大。患者因腰痛几乎消失，膝关节疼痛影响行走，要求治疗膝关节。故先俯卧位巩固腰痛疗效，仰卧位治疗膝关节（处方略）。

随访 1 年，腰痛病症一直未再复发。

【医案分析】两例病案中案 2 病程长、症状繁多、病机复杂，经络诊察异常广泛。遇到这种案例，多可运用思维导图的方法（图 5-3），捋清头绪。提高辨经对接的准确性。治疗时以腰痛为主症，以足太阳、督脉为主要治疗经脉。腰痛症状缓解后，睡眠质量随之得到明显改善，其他兼症的治疗也就变得容易了。此案的腰痛变化迅速明显，可以从患者行走姿式上表现出来，初诊时驼背佝偻，二诊即可挺胸直背走入诊室，前后判若两人。

两例老年性腰痛案例使笔者深受启发。在治疗老年性腰背疼痛时，医者总会有一种惯性思维，认为老年退行性骨质病变沉积日久，其病理改变很难得到彻底改善，所以认为这类腰背疼痛不能痊愈，至少不会快速起效。但是通过临床实践，笔者对老年性骨性疼痛病症有了不同的认识。《素问·调经论》曰："风雨之伤人也，先客于皮肤，传入于孙脉，孙脉满则传入于络脉，络脉满则输于大经脉。血气与邪并客于分腠之间，其脉坚大，故曰实。实者外坚充满，不可按之，按之则痛。"老年性退行性腰椎病痛，很多并不是由于筋骨结构退化引起，而是经络受到风寒湿等外邪的侵袭，"血气与邪并客于分腠之间"，气血运行受到阻碍而产生的疼痛，瘀结日久，疼痛会愈加严重，继而影响活动功能，久而久之，引起肌肉筋骨变形和僵硬。这种病变需首先检查督脉的状态，常可以发现在病变相应脊椎结构处出现变化，这些部位的软组织长期得不到气血供应，会出现肌肉韧带僵硬或钙化，且局部温度偏凉易感受寒邪加重疼痛。针灸的特效就在于将外邪痹阻的经络通道打开，使气血运行快速恢复，筋骨肌肉得到气血濡养，弹性得以恢复，更加快了筋骨关节的运动功能的改善，上述两个案例所显现的神奇疗效，为临床治疗此类病症提供了有益的参考。

臀痛案（2例）

案1：吴某，女，81岁。

初诊日期：2018年6月20日。

主诉：左侧臀痛2个月。

病史及症候：2个月前突发左侧臀痛，并放射至大腿，经热敷、按摩后仍不能缓解，转求针灸治疗。刻下症：精神状态较好，步态自如。二便、睡眠均无不适，唯感左侧臀部有一根筋连及大腿后侧，久坐不适，行走、翻身均觉疼痛。舌红，脉平。

经络诊察：足太阳经、足少阳经异常。左侧坐骨结节外侧有一硬结，足太阳经大腿后侧第二条线按压较硬。

辨经：太阳经、少阳经。

选经：太阳经、少阳经。

选穴：针加灸坐骨结节外侧阿是穴（属太阳经）、委阳、阳陵泉。

针局部阿是穴及委阳穴针感传至足心，阳陵泉针感传至足外侧。针灸20分钟后，痛感顿消。

二诊（6月27日）：回家后针感一直持续两天，第三天夜间感觉腿部有些凉，晨起臀部有不适感。察经：坐骨结节外侧的僵硬硬结已消失。局部阿是穴艾灸20分钟。臀部不适解除。

随访1年未再复发。

案2：徐某，男，40岁。

初诊日期：2018年5月20日。

主诉：左侧臀痛10余年。

病史及症候：左侧臀痛，负重或站立时间较长疼痛加重，卧床休息减轻。外敷、膏药、理疗治疗效果均不明显，反复10余年。刻下症：左侧臀痛，影响站立、行走，面色较暗，饮食、二便均可。舌质淡暗，脉略沉。

经络诊察：左侧臀部环跳内侧有压痛，区域内压之僵硬，并向大腿后侧串痛。

辨经：太阳经、少阳经。

选经：太阳经、少阳经。

选穴：环跳内、阳陵泉。

起针后疼痛消失。

后陪夫人来看病，自述疼痛已消除，行走多时亦不觉痛。

【医案分析】两例臀痛案，病程一长一短，症候表现亦各有特点，经过经络诊察发现二者均为经筋拘急造成：案1筋结部位在足太阳经第二侧线，案2则在足少阳经筋循行部位。治疗此类病症重点在于解除经筋路线上的筋结，针刺时要找准筋节所在的位置，在筋节局部的缝隙内进针，臀部肌肉较丰满，选用2寸0.3毫米的毫针，以痛处局部产生麻胀走窜的感觉为佳。同时要根据经络诊察的结果配合循经远端穴，多选用合穴或者郄穴，疏通经络气机。年高体虚者适合用温针灸，温阳通络，提高疗效。

脚趾痛案（1例）

刘某，女，59岁。

初诊日期：2015年1月9日。

主诉：左二、三、四、五趾末梢疼痛半日。

病史及症候：5个月前曾发作过一次，经在三、四趾末梢放血缓解。今因走路较多再次复发，且疼痛较上次剧烈。刻下症：左二、三、四、五趾剧痛，自觉左腿内侧（肝经）一带发热。素体消瘦，易发怒，舌薄瘦，舌质红，脉弦数。

经络诊察：左侧足少阳经结块较多，丘墟处酸痛明显。左侧足厥阴经未见异常阳性反应。

辨经：瘀在少阳经，属肝胆火盛。

选经：少阳经。

选穴：足窍阴放血，出血色黑，血量甚多，自行流出，血出痛止。自觉左腿发热感觉已消退。针阳陵泉、外丘、丘墟，以疏泄少阳经气机郁结。

【医案分析】患者平素肝火较盛，口干，睡眠质量较差。半年来发作两次脚趾末梢疼痛，本次发作较重，影响走路。开始认为跟穿皮鞋有关，换布鞋仍未缓解。察经发现患者足少阳经气机郁结，属经络气滞而痛，主症脚趾痛剧烈，伴随的舌脉属肝胆火盛征象，形成肝胆实证症候结构，"虚则厥阴，实则少阳"，虽然本症存在厥阴经病机，但疏泻肝胆实火，则要以治疗少阳经为主。

骨折伤痛案（3例）

案1： 申某，女，36岁。

初诊日期：2018年5月7日。

主诉：右侧肩部骨折伴臂丛神经损伤2天。

病史及症候：2天前因车祸导致右侧肱骨大结节撕脱性骨折，在积水潭医院行外固定术，嘱自行休养2周复查。自感伤处疼痛肿胀日夜不休，疼痛难忍，求针灸治疗。刻下症：右侧上肢用手术巾悬吊固定，外伤处瘀紫肿胀，疼痛剧烈。饮食可，二便调，夜间难以入睡。舌质红，脉沉。

经络诊察：外伤处瘀紫且肿胀，上臂部行外固定，无法进行患侧上肢经络诊察，察对侧上肢及下肢。手足太阴经、阳明经、少阳经异常。患侧疼痛传向拇指、食指、中指。

辨经：病在阳明经、少阳经。

选经：按照经络联系选阳明经、少阳经脉调整，疏散气机，理气活血。

选穴：开四关，右曲池、外关，左丘墟、阳陵泉、悬钟。

二诊（5月9日）：上诊针后当晚疼痛缓解，可以入睡。手腕部连及拇指持续疼痛，做神经诱发电位检查，伴有正中神经损伤。原方治疗。

三诊（5月14日）：患肢疼痛已减大半，拇、食、中三指出现麻木。察经：外伤肿胀已消退，手阳明、手少阳经异常较明显，偏历、温溜处结络、结节，外关、支沟有结块。右腕部温度偏低。针右外关、曲池、阳溪，艾灸右阳池、合谷。

四诊（5月21日）：上诊后右手感觉轻松，拇、食、中指麻木感几乎消失。继续三诊处方治疗。

患者四诊后感觉几无大碍，恢复上班，停止治疗。

3个月后随访已痊愈，未见任何不适。

案2：赵某，女，55岁。

初诊日期：2018年10月22日。

主诉：右足外踝骨折后疼痛伴行走受限4月余。

病史及症候：4个月前外伤导致右足外踝及第五跖骨基底部骨折，骨折愈合后遗留外踝及足外侧骨折处疼痛，跛行，右足肿胀不敢负重。刻下症：右足略肿，不红，温度偏低。

经络诊察：双足少阳经异常。右丘墟、京骨处有刺痛点；左阳陵泉、丘墟有酸软结块。

辨经：伤及少阳经、太阳经筋骨，气机郁结于少阳经。

选经：取之少阳经、太阳经，1周2次针灸治疗。

选穴：针左侧阳陵泉、丘墟，右侧京骨、束骨。

二诊（10月25日）：针灸后，疼痛立刻缓解，行走自如许多。检查：伤处略红肿，皮肤明显转温。跛行明显缓解。继续原方治疗。

三诊—五诊（10月28日—11月5日）：局部肿已消减，疼痛持续缓解，行走仍有障碍，负重伤处疼痛明显。针双侧阳陵泉、太冲，右侧申脉、束骨。

六诊（11月8日）：经治疗5次，诸症均减，但负重时伤处仍有疼痛，影响行走。外踝、第五跖骨基底部骨折处行火针治疗，针双侧阳陵泉、丘墟。火针治疗后，关节活动障碍立刻解除，跛行消除，结束疗程。

3个月后随访，疗效稳定，可以长距离行走，未再出现明显疼痛。

案3：王某，女，42岁。

初诊日期：2018年11月24日。

主诉：右侧第五跖骨基底部骨折3月余，右足行走障碍。

病史及症候：3个月前外伤引起右侧第五跖骨基底部骨折，夹板固定卧床休养3个月。刻下症：外固定已拆除，右足不能负重，不能跖屈，影响行走，需架双拐单足行走。

经络诊察：双侧足少阳经异常，阳陵泉处较大结节，右侧丘墟松软酸痛，右小腿出现废用性萎缩，肌容量较健侧减少约1/2。

辨经：病在少阳经

选经：调整少阳经筋，1周2次针灸。

选穴：针阳陵泉、丘墟，右侧足临泣、京骨。

二诊（11月27日）：此次自己行走前来治疗。自述针灸当日即感右踝关节疼痛大减，行走明显轻松自如许多。现骨折处仍觉疼痛，负重、行走稍久即出现跛行。检查：右小腿肌肉已经有所增加，但仍然松软塌陷。原方加丘墟艾灸。

三诊（12月1日）：骨折处疼痛持续缓解，但负重依然有明显疼痛。针阳陵泉、丘墟，右侧足临泣、京骨，骨折痛点处行火针治疗。嘱治疗改为1周1次。

四诊（12月8日）：火针后第二天感觉痛点完全消失，行走轻松，行走半小时才觉疼痛隐隐。检查骨折处疼痛点转移至京骨下方。左侧足少阳经结块较多。针足三里、阳陵泉、丘墟，京骨下方痛点火针治疗。

五诊（12月15日）：火针处疼痛持续3天，足部不敢着力，3天后感觉足部非常轻松，已经能够负重，且可以做一些家务劳动。针双侧阳陵泉、丘墟，右足临泣、京骨。

3个月后随访，已经恢复正常工作，右足骨折伤痛完全康复。

【医案分析】3例骨折案例显示出此类病症的一些共同特点。骨折病灶在经脉深层，局部瘀血深在不移，固定于骨缝之处，而且骨性结构多缝隙紧密，空间狭小，所以瘀血很难消散，在文献中多称其为"深邪远痹"，一般的针灸器具很难驱邪外出，此时运用火针能发挥其发散力强的特性，能够斩关夺隘，快速消除瘀结。案1骨折后第二天即来诊，预后速度和功能恢复都很理想，说明针灸治疗骨折合并神经功能损伤有独特的疗效。

痛症针灸治疗小结

痛症是针灸临床最为常见的一类病症，针灸疗效显著。《黄帝内经》中有关痛证的经典论述颇多，如《灵枢经》中《痛疽》《周痹》《论痛》《经筋》，《素问》中的《痹论》与《举痛论》等，《黄帝内经》构建了中医针灸治疗痛症的理论体系，其临床治疗经验非常丰富。笔者曾经以临床经验为指导治疗各类痛症近 20 年，取得了一定的疗效。但是凭经验用穴在治疗中还是存在疗效不稳定，同一种病症有时立竿见影，有时却完全无效。另外来自文献古籍、临床报道的各家经验繁多，临床如何取舍也是令人头痛的问题。2013 年之后，经过近 6 年的临床实践，笔者发现运用经络医学理论指导治疗痛症，可以更好地厘清疾病的源头，同时配合董氏奇穴、谭针等不同学术流派，取各家所长，使疗效更加稳定确切。

针灸治疗痛症的关键首先在于止痛，气机阻滞导致疼痛，疼痛又可以加重气机运行障碍，所以治疗痛症要首先打破疼痛闭环，在经络诊察的帮助下找出经脉气机阻结的经脉，解除瘀结，重建正常的经脉气血循环。第二在于溯源，找到引发疼痛的病因。本章所收集的痛症主要局限于筋骨病症范围，在经络系统中属于经筋体系。《素问·脉要精微论》中说："诸痛肿筋挛骨痛，此皆安生？岐伯曰：此寒气之肿，八风之变也。"可见古代先贤认为四时风寒之邪或变为痈肿挛痛之热病、或客阻经脉而致痛证，强调了外邪在诱发筋骨痛证中的致病作用。这些在笔者的临证中亦得到证实，此外在经脉循行路径上的瘀血内阻、肌筋拘挛、关节损伤等病因也是不可忽视的因素。故在治疗痛症时，调畅病变经脉气机的同时需要针对病因，灵活运用温灸、刺络放血、火针除痹、推拿解除肌肉痉挛、活动关节纠正错位等多种方法配合，解决致痛的原发问题才能解决根本。

第六章　外科杂症（20例）

陈旧性神经损伤案（2例）

案1：于某，女，46岁。

初诊日期：2016年8月26日。

主诉：右侧第四趾不能伸直3年。

病史及症候：11年前车祸导致右侧小腿骨粉碎性骨折，骨折愈合后发现第四脚趾不能动，近3年来渐渐蜷缩拘挛呈屈曲状压在脚底下，影响行走。医院诊断：腓总神经损伤，若影响行走建议截掉。刻下症：右侧第四趾蜷缩，外观正常。饮食、二便正常，舌淡，苔白，脉沉。

经络诊察：右侧小腿胫骨前肌、拇长伸肌、趾长伸肌等伸肌群有部分缺损，右侧第四趾屈曲不能伸，脚趾外观及感觉正常，侠溪到足临泣一带比较僵硬。

辨经：足少阳经。

选经：足少阳经。

选穴：右侧阳陵泉、足临泣、侠溪。针感迟钝，未产生明显感传。

二诊（8月28日）：病症未见明显改变，针右侧阳陵泉、足临泣，针足临泣时针感立即传向第四趾。

三诊（8月31日）：第四趾已经伸直，并可自如屈伸（图6-1）。诊察侠溪到足临泣一带的僵硬感已消除。二诊方＋丘墟。

随访半年，脚趾已恢复正常，行走自如。

扫码看彩图

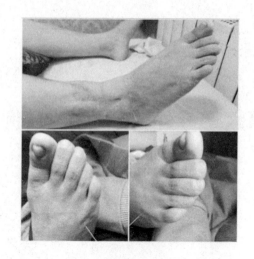

图 6-1　第四趾治疗后状态

案 2：王某，男，43 岁。

初诊日期：2018 年 6 月 10 日。

主诉：右腿腓总神经损伤导致马蹄足 7 年余。（腰椎间盘突出术后神经损伤）

病史及症候：腰椎手术后 7 年，右小腿完全没有知觉。刻下症：右足下垂，右踝部松弛无力，不能静止站立，需不停行走找平衡。术后即出现鞍区麻痹，大小便没知觉，不能用力，大便排出困难。舌暗，苔白，脉沉弦。

经络诊察：右侧胫骨前肌、趾长伸肌和拇长伸肌完全萎缩，以手按压感觉迟钝；会阴至肛周麻痹，触压毫无知觉。

辨经：病在足三阳经。

选经：太阳经、阳明经。

选穴：双侧足三里，右侧上巨虚、下巨虚、丰隆、长强、秩边、会阳、委中。

二诊（6 月 17 日）：症状无明显变化。治疗同前，针长强时有电击感扩大至周围，有手掌大区域。

三诊（6 月 24 日）：病人自述大便时能用上力了，仔细检查肛周，已出现感知觉，区域直径有五六厘米。右侧胫骨前肌下半段肌张力有所恢复。原方治疗。

经三次治疗。除了大便时感知有所恢复，疗效稳定，其余症状改变不明显，因为笔者外出停诊半月。

四诊、五诊（7月22日—7月29日）：停诊期间，患者自觉鞍区麻痹逐渐减轻，排便持续改善。检查右侧胫骨前肌较之前饱满很多。长强、秩边、会阳、委中，火针右侧足三里、上巨虚、下巨虚。

六诊（8月6日）：病人自述1周前右足心出现一次疼痛，持续1分钟左右，7年来右足完全没有任何知觉，应该是知觉恢复的表现。长强、秩边、会阳、委中，双侧足三里、太冲、阳陵泉。

后患者因故离京停诊，半年后随访，大便已能自己控制，右下肢力量及感知觉都有提高，已能正常站立，不再需要反复行走找平衡，患者对疗效感到十分满意。

【医案分析】以上两例神经损伤后遗症均为多年病患。治疗时医患双方均未抱很大希望。案1为11年前车祸引起继发性神经功能损伤造成的脚趾拘挛蜷曲足底，医生判定无法恢复。经过仔细检查发现病患脚趾的颜色、温度都正常，针刺也有痛感。说明脚趾虽不能动，但是气血还是通畅的。经络诊察的结果发现胆经足临泣和侠溪一段很硬而且压痛明显，本病病症局限，经络异常也表现在右侧胆经小腿一段，因此只选择了右侧胆经治疗，取胆经合穴阳陵泉疏理胆经气机，取足临泣既是取其输木穴特性，转输关节部位气机作用突出，同时又是气机阻滞最严重的阿是穴。第一次针刺足临泣很难产生针感，针下是非常滞涩的感觉，加针侠溪穴，针感依旧没有感传。说明经气在这里是阻滞的状态，第一次针灸失败了。二诊再针足临泣，针感能传到脚趾，说明经气已经输转正常，脚趾功能的恢复只是时间问题。三诊时，果然脚趾已经与其他脚趾一样屈伸自如，只是力量稍弱。案2为7年前手术后遗症，病患区域麻木无知觉，伴大便知觉丧失。此类麻痹病患在针灸时很难产生针感，尤其是鞍区麻痹更严重，导致大便困难。本案选用长强对治疗起到了关键作用，针刺约1寸半时出现了强烈的串麻感直达肛门，此后大便开始有感觉，排便逐渐好转；经过两次治疗肛周感知觉开始逐渐恢复，小腿部的萎缩也随着针感的加强开始改变，三诊后小腿前肌群下半段肌肉容量明显增加。后期随访，虽然病人麻痹部位的功能还没有太多的恢复，但是右下肢行走和站立平衡能力明显提高，患者十分满意。

以上两个案例深化了我对经络功能的理解。《灵枢·九针十二原》"言不可治者，未得其术也"，很多日久的病症都有客观存在的症结，若医生能细致准确地诊察，去掉症结，病再久亦可像拔刺一样，瞬间被根除。同时也让我对腧穴的结构和功能有了全新的认识，两例病患均属多年气血瘀结病症，病患局部都能摸到明显僵硬、阻滞感，在这些部位针刺要有足够的耐心和细心，施针时不仅要找到腧穴特定的结构，还要尽量快速打开郁滞，使郁结于关节部位的邪气疏泄转输出去，产生满意的针感是针灸产生疗效的关键。

肛周部疖肿案（1例）

张某，男，42岁。

初诊日期：2018年10月13日。

主诉：肛周疖肿2天。

病史及症候："十一"假期回家探亲，饮补益药酒引发肛周疖肿，医院建议手术，患者不愿意手术故求诊于针灸治疗。刻下症：肛门5点位有鸡蛋大小疖肿，顶部发白有脓液波动，坐、立、行走均疼痛难忍。素体健壮，平日肛周疖肿时发，均没有此次严重。舌红苔黄腻，脉弦滑。

经络诊察：疖肿局部紫红色，皮肤紧绷。右臀部僵硬，右侧足太阳经路线压痛广泛。

辨经：火毒蕴结直肠，腐肉成脓，病在太阳经。

选经：太阳经。

选穴：局部刺血拔罐，针右侧委中并放血。

局部拔出半罐脓血，后清创处理，贴敷料包扎。针后患者立刻感觉下肢轻松，行走自如。

二诊（10月16日）：疖肿已缩至红枣大小。继续上方拔脓，防止脓液内渗。予仙方活命饮3剂水煎服。

白芷 3 克，贝母、防风、赤芍、当归尾、甘草节、皂角刺（炒）、穿山甲（炙）、天花粉、乳香、没药各 6 克，金银花、陈皮各 9 克。

3 剂药后大汗出，自觉浑身轻松肛周脓肿消退。

【医案分析】患者素体健壮，易发火毒，此次饮酒酿热毒发，针刺局部排脓是治疗的关键。病灶位于尾闾部位，属足太阳经循行路线，配合针刺右侧足太阳经委中穴，以疏导肛周气血，同时内服仙方活命饮，增强清热解毒的功效，引邪从腠理发出。针药结合，两次治疗症状全消，避免了手术之苦。火毒病症比较凶险，需要给邪毒出路，引邪外出。

颌下淋巴结肿案（1 例）

刘某，女，43 岁。

初诊日期：2019 年 10 月 20 日

主诉：左侧颌下淋巴结肿 2 周。

病史及症候：2 周前因家人生病入院，着急复加劳累，出现咽喉肿痛、音哑等症状，左侧颌下淋巴结肿大，服用阿莫西林、兰芩口服液等，咽喉肿痛渐渐消退，颌下淋巴结一直未消。刻下症：左侧下颌淋巴结明显肿大，呈串珠状，触诊局部明显压痛，可触及 3 个肿大淋巴，最大的直径 3 ~ 4 厘米，小的直径 1 ~ 2 厘米。咽喉红略肿，口苦明显，舌红少津白苔。饮食可，睡眠质量差，大便干，三五天一行。

经络诊察：左侧手足少阳经异常。

辨经：病在少阳经。

选经：取手少阳经。

选穴：清冷渊透臑会，外关透四渎。使用 0.30 毫米 ×60 毫米毫针，卧刺，采用接经导气法。留针 40 分钟。

二诊（10 月 23 日）：左侧下颌淋巴明显消肿，2 个小的已经消失，大者也缩小一半。继续以上法＋阳陵泉针刺治疗，加局部淋巴结围刺。留针 40 分钟。

3 天后电话告知，左侧颌下淋巴肿基本消退。

1 周后来门诊治疗腰痛，外观看左侧颌下淋巴结肿已完全消退，触诊检查也已经完全柔软，没有压痛。

【医案分析】患者因家人入院生病，着急上火导致淋巴结肿大。从症候结构特点及经络异常分析，本病属于情志化火，致三焦气机郁结，少阳之火循经而发。治疗此类病症针灸有很好的疗效，也有很多现有的经验。本案在经络诊察的引导下，采用少阳经透刺法，疏泄少阳郁结，两次治疗即取得痊愈。透刺法操作时要注意三点：第一，针刺的层次在皮下浅筋膜，不可进入深层筋膜。第二，使用毫针不可过细，一般使用 0.30 毫米的即可，过粗病人会感觉疼痛。第三，留针时间可适当延长，在 40～50 分钟，出针时可以用手掌从肢体近段向远端沿经脉循推，帮助导引气机外出。

腕部腱鞘囊肿案（1 例）

钱某，女，50 岁。

初诊日期：2017 年 7 月 23 日。

主诉：右腕部腱鞘囊肿 4 年余。

病史及症候：4 年前不明原因出现右腕部腱鞘囊肿，曾经针灸、推拿治疗，治疗时有缩小，但随后复发。刻下症：右手腕部有较大腱鞘囊肿，3 厘米 ×4 厘米，表面不红，按之较硬，囊肿壁厚，有两个核，没有痛胀等不适感。

经络诊察：少阳经异常。

辨经：少阳气机郁结，局部痰核。

选经：取少阳经及病灶局部。

选穴：局部扬刺法。以 0.30 毫米 ×40 毫米毫针围刺囊肿基地部四周（图 6-2A），因患者为双囊肿，所以用分别围刺的方法，配右侧支沟、三阳络，均留针 30 分钟，配合推拿。起针后囊肿缩小，质地变软，推拿之后更加柔软。

二诊（7月26日）：囊肿缩小约1/2（图6-2B），质地较软，治疗同上。

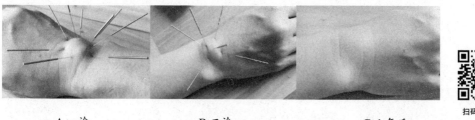

A 一诊　　　　　　　B 二诊　　　　　　　C 1年后

图6-2　治疗前后囊肿大小

三诊（7月29日）：囊肿继续缩小，毫针围刺，火针刺囊肿中心部，针后出黄色液体。

四诊（8月16日）：囊肿有花生大小，较硬，只有一个核。同三诊火针处理，出少量黏性液体。配合少阳经前臂部循经推拿后，病变处已基本正常。

1年后随访，患处略微有增厚感（图6-2C），未再复发。

【医案分析】本案囊肿部位在腕背正中，属手少阳三焦经循行路线，经络诊察发现手少阳经前臂部有明显胀满感，缝隙深部僵硬。患者的腱鞘囊肿巨大，且为双头，几乎占据整个腕部。但经过3次治疗囊肿几乎完全消除，疗效之快出乎笔者意料之外，为什么这样巨大的腱鞘囊肿可以在针灸治疗后快速消除呢？可见我们所见有形之物并非异物，而是无形之气郁结不通，造成经络路径闭阻，代谢废物的堆积越来越多，形成可见的囊肿。治疗时取支沟、三阳络远端疏调少阳经气运行，以局部围刺加火针疏凿经络通道，局部郁结可瞬间消散，后期治疗此类病症多例，亦取得很好疗效，并且有稳定的远期效果。

带状疱疹案（5例）

案 1：刘某，女，49 岁。

初诊日期：2017 年 5 月 2 日。

主诉：臀部及大腿根部带状疱疹 7 天。

病史及症候：因近期工作比较劳累，1 周前出现疱疹，去医院予以激素治疗 5 天，疼痛未减，转针灸治疗。刻下症：臀部及大腿根部疼痛难忍，疱疹呈片状，颜色鲜红，舌红，苔薄黄，脉弦。

经络诊察：足少阳经异常。

辨经：火邪在少阳经。

选经：少阳经、病灶局部。

选穴：阳陵泉、外丘，阿是穴刺络拔罐，出黑血少半罐。起罐后疱疹局部黑紫有脓液渗出。

二诊（5 月 7 日）：上次治疗后疼痛顿消，察足少阳经异常已消除。患处再行刺络拔罐，出血已变浅。

3 天后告知疱疹痊愈。

案 2：张某，男，51 岁。

初诊日期：2017 年 5 月 12 日。

主诉：胸胁部疱疹 5 天。

病史及症候：5 天前胸胁部出现疱疹。刻下症：胸胁部疼痛如刀割，可见成片红色点状疱疹，大便干，常饮酒，舌红，苔厚腻，脉沉弦。

经络诊察：手足少阳经异常。

辨经：火邪在少阳经。

选经：少阳经。

选穴：阳陵泉、外丘。胸胁患处刺络拔罐，出黑血约 20 毫升。

治疗后疼痛消减大半。

二诊（5月15日）：一诊治疗后疼痛消减，察少阳经异常已减轻。患处再行刺络拔罐，血色已变浅。

后又按二诊方法治疗3次，疱疹痊愈。

案3（回忆病例）： 陈某，男，40岁。

初诊日期：2011年10月10日。

主诉：胸口部疱疹。

病史及症候：十一期间出去旅游，回京后感觉胸口时常刺痛。刻下症：胸口部位有红色丘疹2颗，摸之碍手并觉疼痛，背部亦有红疹2颗。

诊断：疱疹初起。

选经：病灶局部。

选穴：予患处阿是穴刺络拔罐，出黑血数滴。

疗效：第二天疼痛已消，来诊要求巩固疗效，察患处红疹已消，有红晕，探之不碍手，刺络出血色淡。说明火毒已出，无需再行拔罐。

案4（回忆病例）： 王某，男，77岁。

初诊日期：2007年10月3日。

主诉：胸口疱疹2天。

病史及症候：因家中病人住院心中着急，第二天出现胸口不适，未予以重视。2天后发现胸口出现大量疱疹，到医院输液治疗，剧烈疼痛未减，脓疱数量增加。刻下症：胸口可见疱疹呈簇状密集丛生，舌红，苔厚腻，脉沉弱。

检查：疱疹摸之鼓出皮肤，脓液较多。

诊断：内热壅盛，郁而化火。

选经：病灶局部。

选穴：取局部阿是穴火针配合拔罐。出脓血约10毫升。

二诊（10月6日）：上诊后疼痛消减大半，脓疱未再增加，脓液已减少，摸之已变软。继续火针排脓配合拔罐，出脓血约10毫升。

三诊（10月9日）：脓疱疹已结痂。有轻微疼痛，再次拔罐几乎无脓血。

治疗 3 次脓疱消减大半，脓液基本排尽，疼痛已变为隐隐之痛。1 周后痛消。

随访 3 个月完全痊愈。

案 5：张某，女，52 岁。

初诊日期：2019 年 8 月 1 日。

主诉：胸部疱疹初起 4 天，微有刺痛。

病史及症候：4 天前感觉右乳下轻微刺痛，摸之碍手。2 天后发现疱疹增加，疼痛不明显。刻下症：疱疹呈丛状，摸之碍手，内有脓液。舌红，脉弦。近期工作繁忙，压力较大，睡眠差。

经络诊察：手厥阴经紧张。

辨经：厥阴郁热化火。

选经：取厥阴、病灶局部。

选穴：右乳下患处阿是穴围刺，拔罐出黑脓少许。针右郄门、内关。

3 天后告愈。（图 6-3）

扫码看彩图

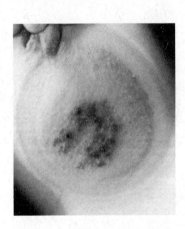 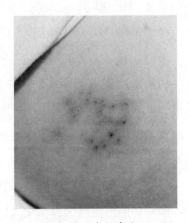

A 一诊拔罐后出现的紫黑脓血　　　　　B 1 周后患处愈合

图 6-3　疱疹治疗前后对比图

【医案分析】笔者治疗的带状疱疹病例大多为中老年患者，而且多是在身体疲劳或者工作繁忙、精神压力大等情况下发病，说明此病的发病存在机体抵抗力下降的内因。而毒邪郁结发作是骤然而起，来势凶猛，多伴有烧灼感，疼痛剧烈，呈明显的实象。所以带状疱疹的发病机理是虚实兼具。疱疹所发部位是内火郁结而发，应属标，体虚正衰属本。在本病治疗中，急则治标，拔除火毒是治疗关键。治疗疱疹，笔者多年临证体会针对性最强、起效最快、拔除病毒效果最佳的治疗方法当属刺血拔罐。治疗时在病变患处刺血，拔罐多可拔出紫黑瘀血，甚至还可以出现少量脓液，治疗后患者的疼痛感可立即减轻，第二次治疗即可发现病患局部黑血量变少，颜色变淡，两三次治疗基本可痊愈。若经络诊察见经络气血郁结严重者需要配合远端腧穴疏散气机，助邪毒转输外出。

疖肿、瘰、疣、肉赘案（3 例）

案 1：周某，女，46 岁。

初诊日期：2018 年 9 月 20 日。

主诉：右侧头颞部疖肿半年。

病史及症候：半年前因工作劳累情绪不佳且食用辛辣，火毒发作，右侧头颞部出现核桃大一疖肿。后经医院外科处理，红肿消退，遗留一小枣大小硬结，半年未消。医院建议手术，患者不接受转求针灸治疗。刻下症：可见右侧头颞部疖肿，不红，饮食、二便均调，眠可，舌暗淡，脉沉。

经络诊察：手、足少阳经异常。疖肿位于右侧太阳穴附近，高出皮肤约 1 厘米，底盘较硬，直径约 1.5 厘米，触之无波动感。属于疖肿瘢痕期。

辨经：毒发于头颞侧，属于足少阳胆经路线，且因情志不舒及饮食辛辣，致使情志化火，气郁与痰火互结，循少阳经发于面部。

选经：取少阳经，局部火针消积散结。

选穴：针支沟、阳陵泉，疖肿局部毫针扬刺，火针疖肿头部。

火针刺疖肿三针，出脓血约 2 毫升后，出白色胶状物少许，无菌敷料覆盖。

针后，肿物顿时消减约 1/2。1 周后再诊，疖肿基本已平，以手触之可感觉一扁平状硬结，直径约 0.6 厘米，火针硬结三针，肿物再消，治疗 3 次后基本痊愈。

案 2：潘某，男，20 岁。

初诊日期：2018 年 10 月 20 日。

主诉：双手生长疣瘊 3 年余。

病史及症候：3 年前不明原因，双手出现十余个瘊子。刻下症：双手有大小瘊子 10 多个，较大者有黄豆大，且顶部如菜花状，很痒。小者如绿豆，较光滑，不甚瘙痒。

经络诊察：经络未见明显异常。

辨经：手部络脉病变。

选经：病灶局部。

选穴：选择其中两个较大且顶部开花状的瘊子，火针点刺至根部。

疗效：1 周后两个瘊子萎缩脱落，又过了 2 周左右，其他小瘊子逐渐萎缩，尽数脱落。双手光洁细滑，毫无痕迹。

随访 1 年，瘊子再无新发。

案 3：王某，女，40 岁。

初诊日期：2019 年 6 月 21 日。

主诉：双侧面部黑疣 1 年余。

病史及症候：二胎生产后，双侧颧骨部出现成片黑色疣状沉着。刻下症：从两目下方至颧弓及太阳穴周围有明显的黑色沉着，左侧较重。饮食、二便均调，眠可。舌红，脉沉细。

经络诊察：经络未见明显异常。

辨经：病变属面部络脉病。

选经：病灶局部。

选穴：选择色素沉着较重，面积较大的左侧眼部周围病患施治，火针轻刺局部。

二诊（7 月 4 日）：左侧面颊部针刺过的疣体自然脱落，面部肤色转亮。火针治疗右侧黑疣。

治疗后双侧面颊部黑色区域中疣体大部分脱落，较小的疣体亦自行消失。面部肤色有明显变化。2个月后随访，面部色泽白皙，还剩余散在的淡色疣体，已不影响美观。

火针治疗头部疖肿、瘰、疣、肉赘治验总结

火针在临床使用不多，因在《伤寒杂病论》中多处论及其可以引起坏证，患者听之惧怕，医生操作亦有忌惮。《针灸聚英·火针》论火针云："火针甚难，须有屠儿心，刽子手，方可行针。"似乎更令人恐惧。实际上火针在针灸临床中有突出的疗效，除了应用在古籍中所述的"火毒痈疮，痰核瘰疬，癥痕瘀血"，笔者还常用于治疗各种皮肤赘生物，或者疱疹等由细菌、病毒滋生的病症，使用得当，可以一次阻止赘生物的生长，过后自然脱落，不留瘢痕。

关于火针治疗疣瘊类疾病的机理，很多医生认为类似外科手术，由火针代替手术刀铲除病患，笔者认为不尽然。疣瘊之类生长于皮肤表层，从经络理论分析属于络脉病候，《灵枢·经脉》就有手太阳别络主病"虚则生疣"的记载。虽然病变在经络皮部毛络，但是依然有经络气血循环，只是区域较为局限，火针治疗后可见所针之处及周围直径1～2厘米区域皮肤泛红，患者亦感觉有明显热感向四周波及。同时，笔者在治疗此类病变时，往往只用单头火针，刺及疣瘊根部即可，小者一针，大者也仅限于3针之内，等待疣瘊自然脱落。可见火针是切断了疣瘊病毒的生长链，改变周围皮肤络脉的气血循环，使毒邪消散，尤其是治疗学生潘某双手瘊子的案例，在令人意外之余更加验证了此类外症的内在病机，给笔者临床很大启发。此后我在治疗此类病变时，不再尽数针刺，只选择其中较大者治疗，主要病变消失后，散落的较小病患自然消退。

痛风发作期案（4例）

案1：王某，男，50岁。

初诊日期：2016年10月3日。

主诉：左侧大脚趾及足掌部肿痛1天。

病史及症候：1天前突然出现大脚趾肿痛，影响行走。第二天晨起连及前脚掌肿痛，行走更加困难，就诊时由朋友搀扶单脚上楼。风心病20余年，常年服用抗心衰药物。有长期饮酒、吸烟史。2016年5月1日突发腔隙性脑梗，出现右侧肢体无力，说话不清，输液3天后，症状缓解。之后服用阿司匹林等溶栓药物，常规剂量，血液生化检查：尿酸正常。刻下症：左侧大脚趾肿痛，行动困难，左侧前脚掌红肿，余未见异常。

经络诊察：左侧前脚掌红肿，大趾的跖趾关节肿大尤甚。左侧足太阴经、足厥阴经、足阳明经异常。

辨经：太阴经、厥阴经。

选经：太阴经、厥阴经。

选穴：针左侧太白、大都、行间、太冲、内庭、地机、中都，左侧隐白、大敦放血。

针后，痛大减，可自己行走回家。

第二日电告，肿痛继消。

3天后出差，已无大碍。

案2：王某，男，51岁。

初诊日期：2013年5月25日。

主诉：右侧大脚趾肿痛7天。

病史及症候：7天前突发右大脚趾肿痛，行走困难。冠心病史5年，服用波立维等药物常规量。血液生化检查：尿酸460单位。有长期吸烟饮酒史。刻下症：右侧大脚趾红肿疼痛剧烈，余未见异常。

经络诊察：右侧足太阴经异常。

辨经：病在太阴经。

选经：太阴经、厥阴经。

选穴：针太白、太冲，隐白、大敦放血。

患者怕针，针后做循经推揉右侧太阴经、阳明经，治疗后肿痛明显缓解。

一次告愈，未再复发。

案3： 侯某，男，49岁。

初诊日期：2017年10月3日。

主诉：双大脚趾肿痛反复发作4年。

病史及症候：双大脚趾肿痛反复发作4年，多在饮酒后发作。血液生化检查：尿酸400单位。有长期饮酒史。刻下症：双足第一跖趾关节外翻畸形，左侧第一跖趾关节红肿压痛，舌红苔厚腻，脉弦。

经络诊察：双足第一跖趾关节外翻畸形，左侧第一跖趾关节红肿压痛，左侧太阴经、厥阴经异常。

辨经：病在太阴经。

选经：太阴经、厥阴经。

选穴：针阴陵泉、太白、大都、太冲，左侧隐白、大敦放血。

隐白、大敦放黑血数滴，左侧第一跖趾关节红肿消退大半，20分钟后起针，感觉走路已轻松。

案4： 蒋某，男，36岁。

初诊日期：2017年6月30日。

主诉：右足跟肿痛1周。

病史及症候：足内侧跟部反复发作疼痛多年，检查尿酸值＞600，医院诊断：痛风症。但由于饮酒应酬不断，没有很好控制尿酸。刻下症：体胖，右足跟红肿疼痛，嗜食肥甘，舌红苔厚腻，脉滑数。

经络诊察：足太阴经、足少阴经（太溪、照海附近僵硬）异常。

辨经：病在人阴经、少阴经。

选经：太阴经、少阴经。

选穴：针阴谷、太溪、大钟、照海、阴陵泉。

诊后第二天电告足跟部疼痛已减轻大半，希望再次治疗，但由于时间问题没能来诊。

3个月后再次来诊治疗脂肪肝，诉上次治疗后1周足底疼痛即愈，未再复发。

痛风针灸治验体会

痛风病症的患者存在经络气血失衡，脏腑气机紊乱的深层病机，但因大多数患者都是在肿痛发作时求诊，病情得到控制即停止治疗，所以本节仅讨论"急则治其标"的外症治疗方法。

上述4例痛风案例均经一次治疗疼痛大减，随访半年，3例未再复发，1例有拇外翻病症的患者饮酒后又复发两次，均经针灸治疗后缓解，疗效显著。其中有3例发为第一跖趾关节红肿疼痛，有1例发在足内侧跟骨附近。

在痛风症治疗中，选穴很关键，痛风的病机为经气痹阻不通，嘌呤类物质沉积于关节缝隙，使原本有限的解剖空间更加狭小，气血瘀滞不通，产生强烈疼痛，尤其是在关节活动之时。针刺时需要在病变所在关节仔细循摸，寻找到最佳进针位置，依据有二：一是医者手下有缝隙感，二是病人感觉最为痛楚之处。由于此处瘀结严重，出针时须特意摇大针孔出血数滴，多可见血色紫黑。此举意不在于去关节间隙处瘀血，而是"引邪外出"，使局部瘀结气机得宣，使嘌呤物质随经气转输消散。

笔者治疗的痛风案例，均是在痛风发作之时，属于急则治标之法，本病还有内在的因素，与患者饮酒习惯有关，虽经治疗暂时缓解疼痛，甚至疼痛立止，但并不代表治愈了痛风。治疗时须对患者亮明此观点，提醒病患注意饮食起居的配合。

后记：案3侯某在初次治疗之后两年间，陆续因喝酒引发痛风发作多次，均于发作时来求治，屡次以上法治疗一次速效。另有一次因骑马，左脚趾硌在马镫处，造成红肿剧烈，亦以上法一次治愈。

麦粒肿案（1例）

男童，7岁。

初诊日期：2018年9月10日。

主诉：右眼睑麦粒肿半个月。

病史及症候：半个月前右眼角开始红痒，家长采用耳尖放血治疗两次未效，麦粒肿越来越大，并在肿物内形成一硬核。去医院医生建议手术去除硬核，家长不接受手术故前来求诊。刻下症：右侧上眼睑外角有黄豆大小肿物，色红，内有硬核。舌尖红，薄苔。

经络诊察：手太阳小肠经异常（少泽压痛）。

辨经：病在太阳经。

选经：温阳行气，宣散太阳经、少阳经。

选穴：小艾炷灸双侧后溪两壮，少泽放血6滴，耳尖放血30滴。

二诊（9月13日）：红肿消减大半，肿物硬核亦变小。

小艾炷灸右侧后溪两壮，针太阳、丝竹空。

三诊（9月16日）：红肿已消，遗留小米粒大小硬核。

针太阳、丝竹空、后溪。嘱热敷局部，可慢慢消散，停止治疗。

1周后电话告知，硬核已完全消除，未留任何痕迹。

【医案分析】后溪艾炷灸治疗麦粒肿，笔者在临床用之30年，屡试不爽。确是一个简单有效的方法，针灸界普遍认为是很有临床价值的特效穴，学习经络医学理论后，我认为这种特效的背后有着明确的机理。麦粒肿多发于内外眼角，五行属火轮所在，属心火上炎，循相表里经太阳小肠经转输到表层。小肠经循行"从缺盆循颈上颊，至目锐眦……其支者，别颊上𩑼，抵鼻至目内眦"正好符合发病的特点和位置。在临床进行经络诊察时，往往可以发现患侧少泽及后溪处有异常敏感。论及治疗方法，小小麦粒灸则蕴含深刻的道理和精准的技巧。周楣生老曾在《灸绳》自序中感慨："热症不能灸是强加在灸法头上的冤案。"灸法治疗麦粒肿的思路，恰好是古人运用了

"同气相求""以热引热"的策略，创造了"火证用火"的千古妙方。在后溪穴用麦粒灸将循经上扰的火气引下来，由于火力非同一般的刺激，对经穴的刺激是非常大的，所以使用得当，一次即效。此类疾病起病时间越短，起效越快。最快的一例，起病仅半天，艾灸产生疗效也最快，1小时后痊愈。一般未成脓或硬核者，治疗一两次即可，若病程较长则需要配合放血、针刺，治疗三四次方可痊愈。本案男童病程半个月之久，家人曾耳尖放血治疗，但因治疗部位不够精准，出血不够，眼部火毒之邪瘀结成硬结，但尚在可以调整的时限，经后溪直接艾灸配合耳尖放血、局部针刺多种治疗使病患处火毒消散，气机通畅获愈。

注：麦粒灸虽然好用，但是方法掌握不好，也不能有效，反而会加重病情。使用麦粒灸治疗麦粒肿要注意三点：第一，制作麦粒灸要如同麦粒大小，过大则会火力透达不集中于腧穴，反而火上浇油，起不到疏导的作用。曾有一师妹接诊一麦粒肿病患，起病2天，施行艾灸后未见效，我观察她的治疗经过，发现艾炷过大，调整小艾炷施治后，翌日即愈。第二，艾炷要捏紧实，若松软则刺激度、刺激时间都不够，麦粒灸点燃后患者要能感觉到细小的烧灼感如同针刺。第三点，如果麦粒肿已经成脓，就不要再用此方法。（图6-4）

扫码看视频

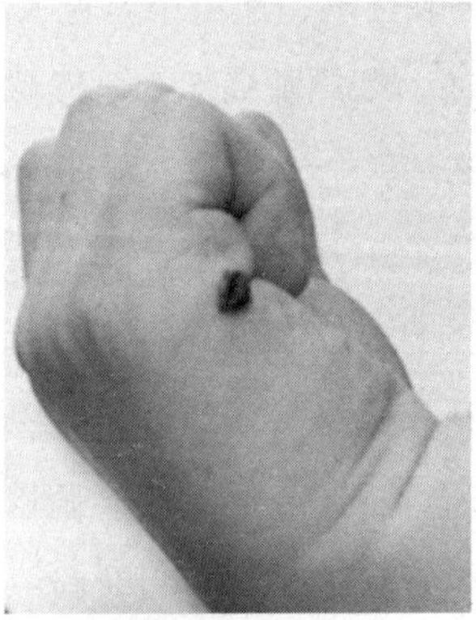

图6-4 后溪艾炷灸

后项部增厚案（富贵包2例）

案1：刘某，男，56岁。

初诊日期：2017年7月25日。

主诉：后项部增厚变形3年。

病史及症候：后项部僵硬疼痛3年余，遇凉加重，夏天尤其怕吹空调。刻下症：后项部触之冰凉，皮下组织增厚，呈小山丘形。饮食、二便均调，眠佳，舌暗淡，苔白，脉沉。

经络诊察：手太阳小肠经异常明显。

辨经：病在太阳经、督脉。卫阳之气不足，寒湿邪气与瘀血互结郁滞于后项部。

选经：太阳经、督脉。

选穴：大椎针加灸，针后溪、腕骨，配合肩关节推拿，松解后项部瘀滞。

治疗后后项部僵硬明显缓解，包块肉眼可见缩小1/2，手下亦可感知皮下增厚组织明显减少并变薄。

二诊（8月1日）：上诊后感觉颈项部轻松，已不觉寒凉，原方治疗。

医嘱：注意避风寒，不要长期低头伏案或者看手机。

经两次治疗已经痊愈。随访1年，已无任何不适。

案2：徐某，男，45岁。

初诊日期：2017年7月25日。

主诉：颈部不适，后项部增生包块如拳头大20余年。

病史及症候：自述20年前做体力劳动，肩扛重物即感颈椎不适。后工作调换，经常低头伏案，后项部渐渐增厚，出现拳头大小包块，平日怕凉，尤其怕空调吹脖子。用推拿治疗，颈部不适稍缓解，但颈部包块一直未消。刻下症：后项部皮下组织增生如拳头大小，摸之较寒凉。颈椎部时常疼痛。余未见异常。

经络诊察：颈部曲度反弓，后项部包块摸之较凉。颈肩背部太阳经肌肉僵硬，手太阳经异常。

辨经：病在太阳经，风寒湿气瘀交阻结于太阳经后项部。

选经：取之太阳经。

选穴：阳谷、大椎针加灸，配合颈肩部推拿，疏散太阳经。

二诊（7月30日）：颈部包块明显缩小，只有原来的1/4，一手即能握住（患者自述原来包块很大，自己一只手握不住）。继续针灸大椎，配合颈肩部推拿配合上肢活动，包块继消。

三诊（8月6日）：颈部包块基本平复。患者希望诊治右侧膝关节活动障碍。（右侧膝关节腘窝内侧有一包块），察经：左手太阴经尺泽下深层有包块。

针尺泽下，同时活动膝关节，关节障碍消除，下蹲时异物感明显缓解。推拿足太阳膀胱经辅助。

四诊（8月13日）：颈部包块已不明显，右膝关节肿块消除，摸之柔软。嘱平时可定期做经络推拿辅助，停止针灸治疗。

随访1年：患者遵医嘱每周做经络推拿一次，大约2个月后，因工作忙碌停止。膝关节活动已恢复如常，颈部包块大约3个月后又有增厚，但已经明显减小。

后项部"富贵包"针灸治疗体会

所谓"富贵包"是指在后项部颈胸椎交界处肉眼可见的突起，轻者可见局部皮下脂肪组织增厚（案1），严重者可出现明显的高起（案2）。文献资料一般认为此病属于颈椎增生伴随周围软组织劳损僵硬造成生理曲度异常，相关的肌肉群因此紧张痉挛而肿胀，使这个骨性的突起变大，并且更加突出，富贵包就此成形，突起的"富贵包"既有增生的软组织，也包括骨骼（椎体的棘突）的突出和脂肪化的肌肉组织。但是在笔者的针灸临床实践中发现，"富贵包"多在后项部大椎穴处，基本是以大椎为圆心而形成的圆形突起，以手触之多寒凉，病人自觉后颈部怕风。经络诊察常可发现以手太阳经为主的经脉异常，包括足太阳经、督脉局部经脉酸痛，同时伴见肩背部板状僵硬，或者有颈部转侧不利、手臂麻痛等症状。可见本病的根本原因应属太阳经卫阳闭郁，经筋受寒拘急，导致局部气血经脉循环受阻，代谢物堆积而成。大部分患者的"富贵包"多属寒凉之性，只要卫阳得到宣散，局部堆积物便可快速消散，但也并不排除个别属于骨性病变的案例，针灸使用扬刺法治疗"富贵包"可以眼看到肿物在 20 分钟内消散大半，便是明证。2019年 3 月我参加周志军老师董氏奇穴培训班，看到周志军老师在现场为多个学员治疗"富贵包"使用的"五虎擒羊"针法正是扬刺法，现场看到大多数包块的消失。当然此病的治疗还需要配合调整太阳经脉的气机状态，同时注意后项部的保暖，不然此病还会复发，不会一下除根。

针灸治疗外科病症小结

　　笔者早年在医院针灸科实习时很少见到外科病症案例。大多数患者也认为针灸擅长治疗痛症及功能性紊乱的疾患。如果出现火毒、痈疽以及瘰疬结核、颜面肿毒等病症，首先想到的也是外科用药，或者手术切除的方法。笔者近年来的针灸临床却接诊相当多的外科疾患，根据经络状态准确辨经，精准施治，收效快且疗效突出。在笔者看来，针灸治疗外症有很大优势，以微针疏凿经脉通道，无伤皮肉筋骨，消有形之邪于瞬间，有"四两拨千斤"之妙，运用经络医学理论指导针灸治疗外症的意义和经验非常值得同行深入思考和总结。

　　一、外科病症病灶显露于外，可以明确病经之所在，确定治疗路径

　　外科病症虽然表现为局部疮疡、肿毒、疖肿，有明显的形态改变，且伴有局部的疼痛、肿胀等异常感觉，看似与其他部位无关，临床治疗也多从局部入手。但是经过经络诊察，均能发现与之相关的经络异常。古籍中亦有对外科发病提出经络辨治的观点，如《丹溪心法·痈疽》载："诸经惟少阳、厥阴经生痈疽，理当预防。"当代伤寒大家刘渡舟先生讲述自己治疗足部疔毒案例，由于疔毒长在大脚趾外侧，从经络循行看，正是足厥阴肝经所在，据此使用龙胆泻肝汤加紫花地丁，用药 2 剂，病症治愈。由于外症病灶显著，相比内症辨经更加方便快捷，例如带状疱疹，发于胸胁多与少阳经有关，发于臀部与太阳经相关性更大；痛风症发于大脚趾跖趾关节内侧，多与足太阴经有关，发于跖趾关节背侧则与足厥阴经相关，若发于足踝部，则与足少阴经有关。临证即便病症所在经脉路线未见明显异常，也要在病灶局部进行仔细诊察，辨清病灶的深度，以及局部经络气血瘀结的程度，为下一步治疗提供客观依据。总之，针灸治疗外科病症，辨经是首要任务。

二、经络状态的变化可以客观准确判断疗效

外科病症的变化非常易于观察，若辨经选经方向正确，取穴精准，往往可以立刻观察到病症的变化，这也是经络理论应用于外科临证的实证效验。典型案例甚至可以出现立杆见影的功效，比如本章节富贵包、腱鞘囊肿的治疗，都是在当时见效。还有一些病症由于气机蓄积日久，不会马上出现变化，但是针灸调整经络的作用可以从经络的状态上表现出来，由此可以判断疾病的转归。例如。臀部疖肿、小儿麦粒肿及面部淋巴结肿等患者，在针灸治疗过程中，经络的变化都先于症状的改变，只要瘀结的经络异常得到解除或者减轻，病症的减轻、缓解是迟早要出现的。

三、精准取穴，减少病患痛苦

在治疗外科病症时，不可被病灶所局限，要根据经络状态选经，更要掌握腧穴穴性，用准腧穴。例如后溪穴治疗麦粒肿，清冷渊透臑会治疗少阳经颌下淋巴肿，都没有在病患局部施治，却取得了快捷的疗效。王居易老师曾经讲过一个早期病例。一个学生的夫人左臂起了一个痛疖，伴有局部红肿热痛。她到西医院，西医说化脓后要切开。建议先服消炎药。老师为她诊察经络，病的部位在臂臑上，相当于三角肌的前侧，属手阳明经。经络诊察的确在手阳明经发现结块和明显压痛，遂取左侧商阳放血 10 余滴，加针刺曲池。起针后立刻感觉手已不疼。回家时左臂部脓肿流出很多脓液，1 周后完全恢复。此病例说明腧穴能够改变经络上的很多状态。商阳是手阳明大肠经的井穴，刺血有泻热、化毒之功。曲池是手阳明经的合穴，能调整本经的气机。所以王老师一直在强调，在临证时用穴少一点，准确一点。

四、综合运用针灸技法，灵活施治

《灵枢·九针十二原》九针针具多是用于治疗各种外科病症而制。在治疗外症时，可见治疗外症针法、针具的重要性。一针，二灸，三刺络放血，四火针，多法合用，可以缩短疗程，提高疗效。

1. 毫针：毫针长处在于调气，外科病症大多是由于气机阻滞，这种阻滞多由各种原因骤然而发（疱疹、疖肿、淋巴结肿等），或是长时间内外病因引起经络结构组织发生变化而成（富贵包、痛风、腱鞘囊肿等）。既然外症的病机在于经络气机瘀结，局部疏凿积结，远端激发经气，是毫针运用的主要原则。针刺时，要选用合适的针具，局部针刺时，毫针选用 0.30 毫米，长短根据病灶局部选择，痛风小关节红肿用 1.0 寸，腱鞘囊肿较大者，用 1.5 寸，原则是刺入瘀结病灶根基部位，疏凿局部瘀结。远端选穴，多沿病变经脉远端，选择络穴、郄穴较多，针刺时要求取穴精准，感传强烈，络穴更能产生多方向感传，目的在于疏通经络，使病变局部气机消散解压，淋巴结肿，多用皮下透刺，可用 2.0～4.0 寸毫针。

2. 艾灸：灸法的治病机理同样在于激发经络气机的运行，不同之处在于同时进行导热，增加经气运行之力，外症日久者，局部循环较差，且多由于外感风寒湿邪（富贵包、腱鞘囊肿），病灶部位摸之寒凉，多为寒湿邪气聚集，此时在针刺局部同时运用艾灸疗法配合，可以增强疗效，瘀结消散得更加迅速。

3. 刺络放血：对于邪毒壅滞，病灶较深的病患（疱疹、脓肿类）多用，此类病症属邪毒初起，所幸邪毒虽盛，却比较局限，未能扩散至血中。阅读古籍，发现古人对于此类病症非常重视，更是认为凶险非常。《灵枢·小针解》曰："宛陈则除之。"可见中医对于郁结体内的邪毒立场鲜明，主张坚决去除，所用方法很多，刺血拔罐是一种非常简单实用的方法。刺络时要选取病灶局部，脓肿、疱疹类病患要放出脓液，才能取得疗效，如果脓出不畅，还需要再重新选取刺血点。

4. 火针：古人云：火郁发之。火针最大的效力是使毫针携带了火的威力，可以一次性消散经络中顽痰、火毒、瘀结，发散之力极大。火针器具有很多类型，临证要根据治疗的病症选取不同形状和粗细。笔者平时总是随身携带 1.5 寸细火针，除了用于治疗各种疣瘊等赘生物，还常用于各种风痹麻木、骨折疼痛、疱疹病毒等病症，火针对于深邪远痹常有"夺关斩将"之力，很多骨折后的痛点会在火针治疗后立即消失。前些时候听到黄金昶老师讲针灸治疗恶性肿瘤的临床观察，黄老师还将火针运用到肿瘤治疗消瘤除瘀，深为佩服！

第七章　小儿经络推拿医案（20例）

便秘案（3例）

案1：黄某，3岁4个月。

初诊日期：2013年6月30日。

主诉：右侧肌性斜颈3年。

病史及症候：患儿在1岁时被发现头向一侧偏斜，4个月左右出现便秘，后因引起疝气行手术治疗。刻下症：头稍向右侧偏歪，面色白，体瘦，纳差，易感冒，大便秘结不通7～10天一行，舌苔白厚。

经络诊察：手太阴经孔最处有硬结，缝隙狭窄；手阳明经明显异常，温溜到曲池一段结块较大，且右侧重于左侧。足阳明经有气肿感。右侧胸锁乳突肌中段有一长约2厘米的硬块，左侧胸锁乳突肌上段有一花生大小硬结。

辨经：阳明经蕴热，气机不畅。

选经：太阴经、阳明经脉。

推拿治疗：以轻柔手法梳理推按手足太阴经、阳明经脉数遍，重点疏通手阳明经缝隙内的瘀结。再重点点揉尺泽、手三里、上廉、下廉、阴陵泉、足三里、下巨虚等穴。治疗时间15～20分钟。

二诊（7月3日）：右侧胸锁乳突肌硬块已缩小至花生米大小，与左侧对比无明显差别，手太阴经孔最处硬结未变化，原方治疗，加点揉合谷、孔最穴。

三诊（7月7日）：颈部症状缓解明显，便秘未明显变化。继续选手足太阴阳明经推拿治疗。

四诊（7月10日）：便秘症状开始好转，两三日一行，质干。察经：手太阴、手阳明经异常均有明显缓解。继续取手足太阴、阳明经推拿治疗20分钟。

五诊（7月17日）：7月13日受凉后出现腹泻，家长述其之前很少腹泻。此后便秘症状持续好转，两天一行，便质偏干。察经：手太阴、手阳明经均已顺畅。继续推按手足太阴、阳明经络，摩腹20遍，捏脊7遍。

六诊（7月24日）：便秘症状持续缓解，一两天一行，便质偏干，食欲明显好转，体重有所增加（1个月增重2斤）。继续推按手足太阴、阳明经络，摩腹，捏脊。嘱咐家长配合摩腹捏脊保健，改善脾胃功能。

六诊结束后回江西老家，1个月后电话告知便秘基本痊愈，每日一行。

患儿之后因感冒发热依然来诊，便秘一症基本痊愈，偶尔干涩，亦可自行缓解，未再加重。

案2：周某，女，7岁。

初诊日期：2013年5月10日。

主诉：大便不畅6年余，加重2年。

病史及症候：患儿大便不畅已6年多，自出生后不久即出现。近2年大便1周1次，便质较干。其自幼脾胃较弱，易感冒，食欲不佳。刻下症：面黄，体型瘦长，纳差，便干，睡眠可，舌红苔白，脉沉。

经络诊察：太阴经、阳明经异常。

辨经：太阴经、阳明经气机郁结，失其升降。

选经：太阴经、阳明经。

推拿治疗：取太阴经、阳明经肘膝至腕踝之间路线做往返循推按揉8遍，重点点揉尺泽、阴陵泉、偏历、上巨虚等穴，每穴0.5~3分钟。最后按揉腹部8分钟。

二诊（5月13日）：症状未见明显变化，但经脉上尺泽、上巨虚等处的结块减小变软。继续以太阴经、阳明经为主做推拿调理。

三诊（5月20日）：大便已较通畅，两三天一行，饭量已增。察经：尺泽、上巨虚等处经脉上的结块基本消失。继续以太阴经、阳明经为主推拿调理。

后期：继续调理太阴经、阳明经，并配合腹部按摩，1 周 1 次。3 个月后，患儿体质明显改善，食欲增强，身高增长明显，暑假期间增加体重 1.5 公斤。大便已正常，属临床治愈。

> **注：**其父兄来诊，同样太阴经、阳明经异常，并易感风寒。患者太阴经功能弱似有家族遗传因素。

案 3：黄某，女，2 岁 4 个月。

初诊日期：2014 年 6 月 8 日。

主诉：排便困难半年。

病史及症候：患儿从更换奶粉后开始出现大便硬结，一两日一行，便质干硬，有时会撑破肛门，时常哭闹。体质弱，经常感冒，家长曾带孩子多方治疗，效果不明显。刻下症：面色白，食量小，不爱吃饭，大便两日一行，较干，身体消瘦，舌红瘦薄。

经络诊察：手阳明经手三里至上下廉处有一条状结块（长约 3 厘米）。

辨经：太阴经运化不畅，阳明经失降。

选经：太阴经、阳明经。

推拿治疗：循经推按阳明经、太阴经，结块处重点循推按揉，以轻度出痧为度。配合清六腑、清天河水、清大肠。

二诊（6 月 11 日）：症状无显著变化。腹部触诊：较硬，叩之呈鼓音。原方配合腹部摩揉 8 分钟。

三诊（6 月 15 日）：大便仍干，但已转为较小硬块，排便已不太困难。察经：手阳明经手三里处条状硬结已散为小块。继续以手太阴、阳明经推拿为主，配合腹部按揉 8 分钟，背部捏脊 7 遍。

四诊（6 月 18 日）：便质转软，量亦增多，排除较顺畅，食欲转好。察手阳明经手三里处硬块已不明显，只显稍微膨隆。腹部触诊转软。原方治疗。

五诊（6 月 22 日）：大便质地已正常，孩子食欲明显增强。察经：经络异常已消失。继续推按阳明经、太阴经。配合清六腑、清天河水、清大肠。摩腹 5 分钟，捏脊 7 遍。

之后改每周 1 次推拿太阴、阳明经配合摩腹治疗 3 次，停止治疗。

随访：半年后患儿陪同弟弟来诊时，已经明显长胖，食欲很好，大便一直正常。后续两年中，该女童因发烧感冒偶尔来诊，体质已明显增强，发育正常，面色红润，便秘问题未再发作，因为体质好，每次外感经推拿两次次即愈，均获得满意疗效。

经络推拿治疗小儿便秘的分析讨论

儿童便秘是临床常见病。根据临床病例分析，病因包括以下几个方面：①吃母乳的孩子母亲饮食过辣；②吃奶粉的孩子奶粉冲得比较浓；③肠道菌群不健全；④稍微大些的孩子喂辅食纤维素少，肉食多；⑤未按时训练定时排便习惯。

从经络气化理论角度分析，本病主要病机可确定为太阴、阳明气化障碍。辨经的依据来自两个方面：①经络诊察：患儿的经络异常集中在太阴、阳明经，尤其是手太阴经尺泽一段常见结块，手阳明经结块多在上廉、下廉、手三里处，足阳明经结块则在足三里、上巨虚、下巨虚等处。腹部触诊胀满，叩诊呈鼓音。②症候结构：患儿多伴有口臭、大便臭秽，皮肤粗糙，舌苔较厚，手足心热等症。

综合以上两方面的临床资料，可以将本病的气化障碍判断在太阴、阳明两经。既符合小儿肺脾不足，脾胃易伤的生理病理特点，又与病候表现与经络异常相合，由此可以确定基本病机为太阴阳明的升降失常，阳盛阴亏肠燥。继而明确治法"通降阳明，运化太阴"。儿童脏腑清灵，随拨随应，运用经络推拿的治疗方法恰好符合病症特点。

疗程与注意事项：儿童便秘病因，多数为长时间胃肠积滞导致，所以本病治疗起效时间存在较大差异：病程短病情轻者，可很快显效，症状较重者则治疗疗程较长。在治疗过程中应注意观察舌苔、经络异常的变化，经络变化往往先于症状的改变；在治疗方法上要全面改善太阴阳明气化状态，除了应用太阴阳明表里经循经推按点揉之外，一定要配合摩腹揉脐、背部捏脊等，恢复太阴阳明的升降气机，改善患儿消化功能。在此期间更要配合饮食调护，避风寒。

发热案（3例）

案1：申某，男，9个月。

初诊日期：2013年4月。

主诉：发热39℃2天。

病史及症候：受凉后出现高热2天。刻下症：高热，两目多眵，泪眼汪汪，面红，舌苔厚白。家长诉其前一段时间食欲特别好。

经络诊察：幼儿经络缝隙不明显，大椎可以揣出紫红痧印。

辨经：太阴经运化受阻，少阳经风热郁结。

选经：选督脉、阳明经、少阳经宣发阳气，结合小儿腧穴推拿调理。

推拿治疗：大椎、身柱挤痧（对于儿童撅法刺激量太大，不适合），点揉曲池、足三里、外关；退六腑，清天河水，清心、肝经，揉肾顶；最后耳尖放血20滴，血质较浓稠。嘱清淡饮食，舌苔退后再喂食肉蛋奶制品。

治疗后第二天热退，未再反复。

补记：申某今年7岁，身体强壮，每年感冒发烧一两次，均使用儿童推拿治疗，均可一次痊愈。

案2：韩某，女，4岁。

初诊日期：2015年1月21日。

主诉：发热2日。

病史及症候：发热2日，体温37～38℃，服用泰诺可退烧，但半日后继续发热，医院诊断：病毒性感冒。刻下症：发热38.5℃，口渴喜饮，精神可，饮食、睡眠尚可，大便通，平时容易干，舌红。平时易感冒。

经络诊察：手太阴肺经孔最处干涩，皮肤干燥，欠润泽。

辨经：太阴经气机郁结。

选经：太阴经、太阳经推拿。

推拿治疗：手太阴肺经路线反复推揉10遍，孔最处推出少许淡红色痧印。倒捏脊 7 遍，最后一遍重捏以微微出汗为度。退六腑，清天河水，清心、肺、肝经，清补脾经，推板门。

嘱：若第二天不退热，加诊一次。

第二日家长来电，回去当晚已不烧，第二日体温正常。

案 3：男童，11 个月。

初诊日期：2017 年 8 月。

主诉：发热 2 日。

病史及症候：前日洗澡后，出现发热。刻下症：发热 38.6℃，大便正常，食欲好，舌红。食指络脉色红紫，达于气关。

经络诊察：幼儿经络缝隙不明。

辨经：太阴经蕴热，太阳经失宣。

选经：太阴经、太阳经推拿调理。

推拿治疗：孩子全身症状一派热象，但家长不同意耳尖放血，故单用推拿进行治疗，取手太阴肺经路线反复推揉 10 遍，循推第 2 遍时尺泽处即出红痧。倒捏脊 7 遍，最后一遍重捏以微微出汗为度。配合推拿儿科腧穴（清天河水，退六腑，揉肾顶，分阴，运八卦，清心、肝、肺经）共 3～5 分钟。

疗效：推拿后当天下午即退烧，未再反复。

【案后分析】小儿外感发热的病机单纯，儿童脏气清灵，生发之力旺盛，感受寒邪容易骤然发病，邪正交争激烈，热势炽张，体温较高。此时督脉及太阳经卫阳之气被邪气所束，寒水被阻于腠理，津液不行而无汗，头项强，背部肌肉发紧。经络诊察与症候分析参见第二章小儿外感发热案。由于儿童惧怕针灸，故笔者在临证时多用经络推拿疗法配合耳尖放血治疗，经络推拿根据经络状态取太阴、阳明循经推按宣发肺卫、通畅肠腑，然后捏脊 7 遍宣发太阳表邪。5 岁以下的儿童配合小儿腧穴清天河水、退六腑、清心肝肺经以清泻火邪，揉肾顶、分阴滋阴润燥。推拿治疗小儿发热疗效非常满意，多可一次痊愈。患儿及家长接受度非常高。

咳嗽案（4例）

案1：睿睿，男，4岁。

初诊日期：2014年12月28日。

主诉：感冒后咳嗽3日。

病史及症候：3日前洗澡后受寒，鼻塞、流涕、咳嗽3天，前日咳症加重，咳后即吐，整晚未眠（家长述昨夜咳吐满床，无法入睡，遂急于来诊）。

刻下症：患儿体型较胖，体重50斤，饮食量大，喜肉食，咳嗽剧烈影响睡眠，大便干燥，舌苔白稍厚，舌尖红。

经络诊察：手太阴经尺泽有较大结块，手足阳明经均有较多结块。背部第3胸椎部位明显压痛。

辨经：患儿身体盛壮，食欲旺盛，属阳明经燥热蕴结，太阴经失宣。

选经：取太阴经、阳明经调理。

推拿治疗：选择阳明经前臂及小腿部循行路线，重点推揉手阳明经10遍，足阳明经20遍，以指力透达经络缝隙为度，并点揉尺泽、足三里、上巨虚等穴，揉腹5分钟。该患儿耐受性较强，同时配合重捏脊（由上向下），肺俞、身柱挤痧。

二诊（12月29日）：昨日诊后咳症大减，几乎已不咳。家长表示比吃药效果好很多。继续一诊方法治疗。

两天后家长来电话告知孩子咳嗽病症已完全痊愈。

案2：男童，6岁。

初诊日期：2016年11月16日。

主诉：咳嗽10余天。

病史及症候：患儿半个月前感冒后出现咳嗽、气粗、流清涕。做雾化效果不明显转来求诊。刻下症：营养中等，面色白，咳声发闷。肌肉较松软，食欲可，大便软，舌淡暗，苔白。

经络诊察：四肢肌肉松软，手太阴经尺泽穴处结块，尺泽下 2 寸有明显结节。

辨经：脾胃素虚，太阴经运化无力。

选经：太阴经、阳明经推拿调理。

推拿治疗：选择太阴经、阳明经前臂及小腿部循行路线推拿，以太阴经循推揉按为主，推拿力度轻柔，但在尺泽、阴陵泉、手三里、足三里等腧穴处稍加力度，以推散结块为度，配合小儿手穴顺运内八卦、补脾经、清大肠，捏脊。

二诊（11 月 18 日）：家长诉其在推拿后当晚一声未咳，来诊时仍闻及一两声咳嗽，声音清且轻微许多。推拿方法同上。

疗效：治疗两次，临床痊愈。

案 3：男童，3 岁。

初诊日期：2018 年 10 月 7 日。

主诉：咳嗽 1 周。

病史及症候：1 周前因感冒出现咳嗽、鼻塞、流涕症状，吃中药后诸症渐消，唯余咳症反而愈剧，特来求诊。刻下症：面色㿠白，阵咳频发，咳声剧烈，喉中有痰鸣，食欲不好，大便通，因夜间咳嗽睡眠不安，舌淡红苔白。

经络诊察：双侧手太阴经尺泽及尺泽下有明显结块，孔最处缝隙狭窄，按之紧张，列缺处有结络。

辨经：太阴经布化不畅，太阳经卫气失宣。

选经：太阴经、太阳经。

推拿治疗：①使用推揉法沿手太阴经、足太阴经路线操作，经脉异常处做重点点揉，尽量使结块消散。②背部足太阳膀胱经捏脊法，同时在肺俞部位多做提捏，少量出痧为佳。③在孔最缝隙狭窄处、列缺增厚处、尺泽结节处使用挤痧法，出紫红色痧斑。

治疗后第二天家长反馈，当天夜里睡眠极好，从入睡到晨醒，再无一声咳嗽。就连平日里经常出现的辗转反侧、夜卧难安的现象都好了许多。一次推拿诸症均消。

案4：男童，3岁。

初诊日期：2019年2月5日

主诉：咳嗽、高热1天。

病史及症候：高热40℃，咳嗽声重。去医院治疗，X线片显示肺部有小片阴影，白细胞高，诊断肺炎初期，给予输液退热，体温降至38.5℃，但咳症未减，彻夜不休，影响睡觉。转来求推拿治疗。刻下症：咳声粗重，喉中有痰鸣音，肺部有湿啰音，大便较干，舌红，苔白。

经络诊察：手太阴经、手足阳明经异常。

辨经：太阴经、阳明经失其宣降，痰浊蕴结阳明经。

选经：太阴经、阳明经、督脉。

推拿治疗：①使用推揉法沿手太阴经、手阳明经、足阳明经路线操作，重点点揉尺泽、列缺、丰隆、上巨虚等结块突出之处，尽量使结块消散。②背部足太阳膀胱经捏脊，擦背俞。③孔最、列缺、尺泽挤痧。配合儿科推拿清天河水、分阴、退六腑、运内八卦共3～5分钟。

二诊（2月6日）：家长诉昨日推拿后咳嗽大减，晚上能一次睡两个小时，间歇性咳醒3次，今晨烧退，大便初头硬，便质不干。诊时患儿咳声轻微，痰鸣声、湿啰音均未闻及。察经：前一日所察异常明显消减，列缺处依旧有结络。按前法继续推拿治疗。

疗效：第二天清晨家长反馈当晚睡觉安稳，整宿只咳过一次且时间很短。嘱在家调养，注意清淡饮食即可。

经络推拿治疗外感咳嗽临床感悟

咳嗽在儿科临床十分常见，此处主要讨论以外感风寒、风热邪气引发的外感病症，同时涉及肺脾气虚体质患儿出现的虚实夹杂咳嗽的治疗体会。运用经络推拿治疗小儿咳嗽，取得疗效的关键在于掌握病机分析和选经配穴两个关键环节。

一、病机分析

1. 小儿咳嗽的症候特点：小儿咳嗽的病机比成人单纯，外感咳嗽为感受外邪所致，多表现为咳嗽有痰，鼻塞流涕。若为风寒，可见痰涕清白，无汗，苔白；若为风热，则痰涕黄稠，有汗，咽痛、口渴。根据以上症候表现可以判定咳嗽一症应属肺系疾患。然根据笔者临床观察结合经络诊察的发现，小儿咳嗽还多伴有潜在病机，即饮食积滞，郁生内热，外感寒邪。胃肠积热上传于肺，又因感受外邪，内外合邪而发为咳，即所谓"寒包火"的病机。此类患儿表现为近期饮食偏多，复感受寒凉，初始鼻流清涕，微咳，后转为咳声粗重，痰涕转为黄稠，同时可见舌苔厚腻、大便干等症。

2. 经络诊察异常：手太阴经异常最为突出，多在尺泽下见较大结块，一般结块较软（成人一般较硬）；孔最上下出现滞涩感，感觉经络缝隙比较狭窄。另外，在阳明经多见异常，包括手、足阳明经，大便干者可见曲池下段结块或紧张度增高，上巨虚穴段硬结，经络异常程度与病症的轻重呈正相关，尤其是病程迁延日久的咳疾，往往会牵连到厥阴，任、督二脉气机也能发现明显的郁结征象，任脉多在膻中至璇玑一段，督脉多在胸3至胸7一段。

3. 辨经分析：由于小儿咳嗽病机单纯，症候结构虚实明确，所以辨经对接比较清晰，多能实现完全对接。咳声重浊，暴咳有力，口臭，舌苔厚，腹部胀大，触之有气的实证患儿，太阴阳明经络状态改变十分明显，多为缝隙狭窄、结块、结络等表现；咳声无力，面白，舌淡，大便溏或干结，手足心凉汗等虚证患儿，太阴阳明经松软，可见散在结块。病程较长，夜间咳声急促、痰浊较重的患儿，多兼有气机阻滞，可与任脉胸骨后与督脉胸段的异常对接。

结合以上经络诊察和症候结构分析，可辨清小儿咳嗽病症标在肺系，本在胃肠，由此可知病经在太阴阳明。

二、治验体会

1. 选经配穴：根据辨经分析，主要选择太阴经、阳明经进行推拿治疗，提升太阴经布化水湿的功能。同时可以配合腧穴点按，增强调整经络的功效。常用的腧穴配伍有以下几组，可以在推拿治疗中交替使用。

尺泽、阴陵泉——调整太阴经脏腑气机，行气化湿，利水消肿。

列缺、孔最——行气通络，调畅肺系气机。

中脘、丰隆——除湿化痰，和胃降逆。

久咳患儿胸膈气机郁结较深，痰气交阻于气道，不易消散。此时可以在任脉和督脉经络异常部位施治，如胸部璇玑和背部身柱穴揲法出痧，宣畅胸部气机，使用得当，可以当即见效。

2. 饮食调护：小儿咳嗽多伴有饮食积滞的潜在病机，所以治疗期间要注意饮食调护，饮食多样，禁食油炸，少食肉蛋奶食物。同时配合捏脊、摩腹、揉脐、按揉足三里保健四大手法，强健脾胃功能。

呕吐案（2例）

案1：男童，2岁半。

初诊日期：2017年4月25日。

主诉：呕吐2天。

病史及症候：两日来饮食欠佳，食后即吐。刻下症：口唇色红，指纹色紫暗，腹泻，每日两三次，气味臭秽，白粉苔较厚。

经络诊察：患儿较胖，四肢经络缝隙不清晰，尺泽处缝隙饱满，拒按。腹部胀满。

辨经：太阴经失宣，饮食积滞阳明经。

选经：太阴经、阳明经治疗。

推拿治疗：取手足太阴经、阳明经路线反复推揉10遍，重点点揉尺泽、阴陵泉5分钟。顺时针轻摩腹部50圈。结合儿科推拿的逆运八卦50圈、中指指根刮向指端50下、揉右端正1分钟。

疗效：当天吐止，翌日病愈，饮食如常。嘱清淡饮食1周，避免食复。

案2：男童，3岁。

初诊日期：2019年1月20日。

主诉：食入即吐1天。

病史及症候：家长代述近几日家人流感，孩子偶感风寒，晨起后半日呕吐数次。刻下症：面色青白，腹隐痛，舌淡红，苔白。

经络诊察：四肢不温，肌肉松软，缝隙不清。

辨经：太阴经运化无力，寒凝阳明经。

选经：取太阴经、阳明经治疗。

推拿治疗：取手足太阴经、阳明经路线反复推揉 10 遍，重点点揉手足三里 5 分钟。背部足太阳膀胱经揉捏 8 遍，擦胃俞、肾俞 3 分钟。结合儿科推上三关 50 遍、刮中指指根至指端 50 遍、揉右端正 1 分钟。推拿后四肢转温，面色转红，腹部感觉轻松。当晚进食已不再呕吐。一次获愈。

【医案分析】两患儿主症均为呕吐，但辨证不同，案 1 患儿患病前食欲好，饮食量多，结合症候表现"腹胀、泻下臭秽、舌红苔厚"及太阴经"缝隙饱满"等经络状态，诊断为"饮食积滞阳明经"所致呕吐。治疗重点在宣散太阴经、阳明经积滞，手法要离心方向操作，配合摩腹、揉脐，促进脾胃的升降功能恢复。

案 2 患儿四肢肌肉松软，素体脾虚，纳差，此次感受寒邪，面色青白，腹隐痛，为阳明经感寒失其通降。治疗采用温补手法，温通太阴经、阳明经气机，散寒降逆，立即获效。

食欲不振，睡卧不宁案（1 例）

曾某，男，2 岁 10 个月。

初诊日期：2014 年 12 月 21 日。

主诉：食少，消化不良 2 年多。睡卧不宁 1 年多。

病史及症候：患儿早产，出生时不到 4 斤，食量一直小于同龄孩子，形体瘦弱，易感冒，咳嗽，咳后即吐，吐的食物较多，大人很紧张，故来求治。刻下症：形体消瘦，四肢细长，皮肤粗糙。家长诉患儿睡眠情况非常不好，近 1 年来夜间睡觉不安稳，总是翻来翻去，两小时一醒。患儿面色暗黄，舌尖红，苔薄白，脉细。

经络诊察：手太阴肺经异常明显，孔最至尺泽一段干涩，全身皮肤干燥，起皮屑。手少阴心经神门至灵道一段脆络明显。

辨经：患儿消瘦、食少与太阴经异常对接，辨为太阴经失运。

选经：太阴经、阳明经推拿调理。

推拿治疗：选手太阴经、手阳明经前臂路线推拿8～10遍，重点加强尺泽、孔最、手三里处点揉，加儿科推拿补脾、清心、清肝共2～3分钟，捏脊7遍。

二诊（12月24日）：治疗后食欲有所增强，继以上法推拿治疗。

三诊（12月27日）：食欲有显著改善，但睡眠问题较突出。察经：手足太阴经异常有所减少，手太阴经孔最处狭窄已消除。手少阴心经神门、灵道有明显异常，足冷，察腰骶部冰凉。辨经：患儿体质先天不足，肾气虚，辨经为先后天均不足。

推拿治疗：取选手足少阴经、手足太阴经前臂部、小腿部路线重点循推按揉，加强尺泽、孔最、阴陵泉、太溪处点揉，灵道、少海处挤痧黑紫。横擦腰骶两分钟，透热为度。并嘱家长在其睡觉时艾灸腰骶部。

四诊、五诊（12月30日—1月6日）：三诊后睡眠非常沉，但有反复。继续推拿手足少阴、手足太阴调理2次。

六诊（2015年1月15日）：睡眠明显改善，腰骶部温度已基本正常，足部转温。患儿面色转亮，四肢皮肤已转润泽，不再掉皮屑，恢复儿童娇嫩的状态。察经：手太阴经、手少阴经异常明显减少，灵道处挤痧转为淡红。以少阴、太阴循经推按配合摩腹、捏脊结束治疗。

嘱咐家长平时可用摩腹、捏脊进行后期调理。

【医案分析】该患儿早产2个月，为过低体重婴儿，属先天肾气亏虚。食少消瘦，后天脾胃气虚，由于体质弱，易感外邪。察经发现患儿太阴经狭窄，经络缝隙比较紧，气机运化受阻比较突出，同时少阴经发现细络，说明少阴经热量转输有障碍。笔者从症候与经络异常状态考虑先以运化太阴经为主，将补后天作为治疗关键。治疗2次，患儿食欲明显增强，但是夜卧不宁症状没有变化，每天夜间依旧不睡觉，成为突出问题。再次察经发现除了手少阴经细络之外，在腰骶部有很大一片青色胎记，摸之冰凉，且足部亦发凉。考虑患儿先天不足，肾阳不能温煦肾水，心火独亢于上，出现心肾不交的病机，在经络状态上亦可以有明确的反应，故以此为选经依据，以调整太阴经、少阴经并行，巩固太阴经布散精微的能力，同时温肾助阳，交通心肾。最后在腰骶部及下肢转温的同时，心火也得到了肾气的摄纳，少阴经热量转输正常；同时由于调整了患儿的太阴经运化布散精微的功能，食欲转佳，面色及皮肤状态均得到明显改善。

流涎案（1例）

男童，3岁半。

初诊日期：2014年3月10日。

主诉：反复感冒、消化不良近3年。

病史及症候：反复感冒，10天前感冒引发支气管肺炎，体温持续38℃以上5天，住院治疗，体温降至37℃。患儿出生后4个月开始出现严重腹泻，一天泻下五六次。后经服药治疗好转，现每日一两次，大便不成形，流涎严重，经常感冒。刻下症：患儿面色㿠白，四肢肌肉松软，腹胀膨隆，口角流涎，质清稀量大。舌淡红，白苔略厚，食指络脉色淡。

经络诊察：手太阴经尺泽、孔最一段有明显结块，阳明经有虚陷，四肢肌肉明显松软。

辨经：太阴经虚证，水湿内蕴。

选经：选手太阴、手阳明经为主进行推拿。

推拿治疗：选取手太阴经、阳明经为主进行循经推拿，配合儿科推拿之补脾经、推板门、推四横纹、运八卦、揉足三里、揉脐。

二诊（3月13日）：便次增多，大便成形，考虑推拿治疗改善了阳明经气化状态，阳明经气旺盛。一诊方增加背部捏脊7遍，并嘱咐家长每日为孩子捏脊配合。

三诊（3月20日）：2天前出现感冒，咳嗽流涕，体温37.5℃，流涎较多。察经：太阴经尺泽结块明显。循经推按手太阴、手阳明经，点揉尺泽、合谷、大椎、印堂、通天、迎香等腧穴。配合背部捏脊。

四诊（3月27日）：上诊后第二天感冒病症即明显消除，余轻微咳嗽。继续按照二诊治疗方案，加强点揉合谷、尺泽各2分钟。

五诊（4月5日）：大便成形，稍软，诸症明显好转，体质开始增强，四肢感觉有肉，口涎减少。二诊原方治疗。

六诊（4月12日）：口涎已明显较少，体质转佳，肌肉弹性明显增强。最近感冒一次，服用儿童感冒冲剂症状明显消除。治疗同上。

2014年9月随访，半年来患儿已增加五六斤体重，体质明显改善，口涎已无。父母意识到推拿的作用，定期（每周1次）来治疗调理（转由其他推拿医师治疗）。

2015年1月24日来诊，察经：太阴经、阳明经异常均已消失。近半年没有感冒，近日班里感冒孩子有一半儿，患儿没有任何症状。后期随访3年，体质已明显增强，不经常感冒生病了。

【医案分析】涎为脾之液，脾主肉。患儿以严重流涎为主症，伴见肌肉松软，大便不成形，易腹泻，易感冒，表现出脾气虚弱的症候特点，选手足太阴经为主进行推拿，目的在于增强太阴运化功能，太阴健运，即可收摄口涎，经过1个多月的治疗，患儿口涎主症消失的同时脾胃虚弱的体质得到明显改善，肌肉弹性明显增加，抗御外邪的能力也提升很多，半年后随访，患儿体质持续向好，已经很少感冒。可见儿童为稚阴稚阳之体，充满生机，经络气化得到改善，自体平衡机制即得到恢复，这正是儿童病症易趋康复的特质。

齿龈紫黑案（1例）

男童，8岁。

初诊日期：2015年7月6日。

主诉：齿龈紫黑多年。

病史及症候：自幼脾胃虚弱，厌食，消瘦面黄。近几年家长发现其齿龈部有紫黑色瘀斑，渐渐加重。去医院检查血象，未发现异常，没有明确诊断。刻下症：食欲差，挑食，不爱吃蔬菜，大便干。面色黑黄，四肢较瘦。上齿龈有紫黑色瘀斑。舌红苔白。

经络诊察：太阴经异常明显（尺泽、地机处有明显豌豆大小结块），缝隙不清晰。足阳明经上巨虚有结块，缝隙张力较大。腹部较硬，腹主动脉搏动明显。

辨经：齿龈为手足阳明经循行所过，上齿龈与足阳明胃经对应。结合患者厌食、消瘦、便干等症，辨为病在阳明经、太阴经。

选经：因患者拒绝针灸，选太阴经、阳明经推拿治疗。

推拿治疗：选取手足太阴经、手足阳明经前臂、小腿部经络路线往返推拿 8 ～ 10 遍，重点在尺泽、阴陵泉、足三里、上巨虚腧穴点揉，以腧穴处结节散开为度，最后揉腹 5 分钟，结束治疗。

二诊（7 月 9 日）：食欲有好转，有饥饿感，吃东西比较主动，大便顺畅。治疗同上。

三诊（7 月 12 日）：面色逐渐转亮，食欲渐长，大便调（偶尔有便干）。察经：手足太阴、阳明经缝隙较之前清晰，肌肉张力降低。治疗同上。

四诊—七诊（7 月 16 日—7 月 27 日）：察经发现手太阴经尺泽处结块已明显变小变软，足太阴经地机处结块已消散，足阳明经缝隙清晰，上巨虚结块消散。患者食欲持续改善，大便顺畅，面色黄中出现红润。继续以太阴经、阳明经为主推拿半月余（每周 2 次），开学前齿龈处紫黑瘀斑已明显变淡，齿龈色红润（图 7-1），面色泛红，饮食量明显增加。

扫码看彩图

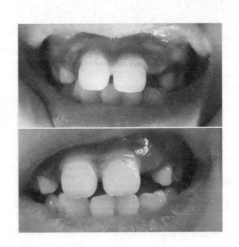

图 7-1　治疗前后

注：上图治疗后（粉红牙龈），下图治疗前（紫色牙龈）

【医案分析】患儿以齿龈发黑为主症就诊，医院检查未发现异常。经络诊察可见手足太阴经有多个结块，足阳明胃经异常更加突出。结合患儿挑食、纳差、便干、面色黑黄、消瘦等症候表现，可以辨别为太阴、阳明经循环的障碍。手足阳明经入上下齿龈，根据症候表现及太阴阳明经经络异常可以推断本病的病机在于阳明经气血运行不畅，代谢物排出缓慢，导致患儿出现齿龈黑紫，患儿腹部触诊较硬，也证明中焦气血运行不畅。选择以太阴经、阳明经为主配合腹部摩揉推拿治疗，消化不良诸症最先缓解，持续治疗1个月，在饮食、大便顺调之后，多年的黑紫齿龈已转为淡红色，此案说明很多功能性指标未见异常的疾病可以经过经络诊察得到诊断依据，从而进行有针对性的治疗。

面部红疹案（1例）

女童，8岁。

初诊日期：2018年4月26日。

主诉：面部红疹1周。

病史及症候：1周前突发面部红疹，四肢亦有散在发作。刻下症：四肢瘦弱，面部红疹以两颊部为多，色红，摸之碍手，背部有2颗红疹，四肢部见两三颗散在红疹，胸腹部未见。大便不畅，已多日不通，五六天一次。食欲不佳，饮食多为油炸食品，快餐为主。因妈妈刚刚生产二胎4个月，近几个月对其照顾不周，孩子情绪不佳。舌红，中部黄腻苔。

经络诊察：手太阴经、手阳明经有较小结块，足阳明经缝隙胀满不清晰。

辨经：阳明经，郁热循经蒸于面部而发红疹。

选经：因患儿不同意针灸，选手足太阴经、阳明经推拿调理。

推拿治疗：选择手足阳明经、手足太阴经前臂及小腿部路线。由浅到深反复推按10遍，重点推按足阳明经脉，使胀满缝隙得以松解消散，推拿力度以患儿耐受为度。重点点揉尺泽、阴陵泉、足三里、上巨虚等腧穴。嘱咐家长要保证清淡饮食配合治疗。

二诊（4月30日）：面部红疹已退，但未完全退净，大便2日一行。继续选择手足太阴、阳明经推拿治疗20分钟，推拿后当天大便顺畅，第二日疹消。

随访1个月，症未再复发。

【医案分析】患儿面部红疹结合兼症表现可判断为饮食积滞，郁结于阳明经。经络诊察更加明确经络气化的主要郁结点位于太阴、阳明经，以循推、按揉等手法推散经络郁结，恢复阳明通降的气化功能，一诊即收显效。此案也显示出儿童经络气化的特点，儿童脏腑经络之气属稚阴稚阳，病机单纯，随拨随应，非常适合使用推拿疗法治疗。

面部淋巴结肿案（1例）

徐某，男，6岁。

初诊日期：2019年11月9日。

主诉：面部淋巴结肿2天。

病史及症候：患儿2天前无明显原因出现面部淋巴结肿大，医院就诊，诊断淋巴结炎，给予消炎药。家长希望以非药物疗法治疗，故来求诊。刻下症：面部前发际及两侧发际多个淋巴结肿大，面色较红，无发热，饮食睡眠均无异常。咽红，口干，舌红黄腻苔。

经络诊察：手足少阳经郁结，足少阳经异常更加明显，阳陵泉、外丘一段有较大结块。

辨经：病在少阳经。

选经：患儿惧针，选手足少阳经推拿调理。

推拿治疗：选择手足少阳经前臂及小腿部路线。由浅到深反复推按10遍，推拿力度以患儿耐受为度，使胀满缝隙得到松解消散。点揉外关、支沟、阳陵泉、外丘、光明等腧穴。嘱咐家长要保证清淡饮食配合治疗。

随访：第二天肿块明显消减，3天后来电已经肿消，因路途远，未再复诊。

1 周后随访，诸症均消，未见反复。

【医案分析】小儿为纯阳之体，生理上存在心肝常有余的特点，在饮食或者外邪干扰下极易产生内热。本案经络诊察发现少阳经存在明显气机郁结，三焦火盛不得转输循经而发头侧部淋巴结肿。按照辨经选经的原则，可取少阳治疗，针灸更加适合，但患儿非常惧怕针灸，故采用推拿的方法替代治疗，推拿时重点疏散少阳经郁结严重的部位，改善三焦气机的通行状态，一诊即治愈的疗效还是令笔者有些意外惊喜。后有学员反馈用推拿方法治疗成人急性淋巴结肿大也取得了迅捷的疗效，说明推拿与针灸在调节经络气化状态时，具有同样的功效，又为临证增加了一种治疗手段。

小儿高嗜酸性腹痛案（1 例）

男童，4 岁。

初诊日期：2016 年 4 月 9 日。

主诉：过敏性腹痛 3 年余，加重 1 年。

病史及症候：患儿在出生半年后即间断性出现腹痛症状，后逐渐加重，并出现咳嗽哮喘病症。1 个月前患儿因哮喘加重入儿童医院治疗 11 天，经过敏原、气管镜、肠镜、骨穿等检查，诊断为高嗜酸性胃肠炎，变异型哮喘。予西替利嗪滴剂等药物治疗，因家长不考虑激素治疗方案，3 月 11 日出院。3 月 12 日血液检查指标：嗜酸细胞绝对值 1.50×10^9/L，正常值（$0.05 \sim 0.5$）$\times 10^9$/L；4 月 7 日嗜酸细胞绝对值 1.95×10^9/L。刻下症：发育中等，面色黄，眉头不展，不喜言谈。间断轻微咳嗽，每日腹痛发作一两个小时，痛发时腹部有包块，位置在脐周不固定。大便不畅，三五日一行，因每晚腹痛，睡眠不安。舌暗红，食指络脉呈淡青色。

经络诊察：四肢皮肤干燥，左手太阴经孔最至尺泽段有多个结节，大者如小花生状，小者如绿豆，质地较硬且位置较深。右手太阴经略轻，孔最上下经络缝隙狭窄。手少阴经神门处有细络，按之酸胀。足太阴经阴陵泉至漏谷段紧张度增高。足阳明经上、下巨虚段有结块，位置较浅。腹部按诊：浅层柔软，深层脐右下有球形抵抗。

辨经：结合患儿全身症状与太阴经异常表现，诊断为太阴经运化失畅，精微布散受阻。

选经：以太阴经、阳明经为主推拿调理。

推拿治疗：取太阴经、阳明经前臂及小腿部循行路线，由浅到深顺序推按，使紧实的经脉缝隙得以松解，推拿力度以患儿能够耐受为度。重点点揉尺泽、阴陵泉、手三里、足三里等腧穴。同时配合儿科腧穴推板门、揉脾经，运水入土，腹部轻手法推揉按点，背部捏脊。

治疗后第一天，家长电话反馈当晚孩子睡得很好，早晨大便顺畅。由于患者家住较远，只能保证1周治疗1次，嘱家长每日自己推拿所选经脉。治疗后第二天家长反馈，睡觉又出现烦躁不安，早晨未解大便，但是腹痛未发。

二诊（4月15日）：诉治疗后1周的前半周病情平稳，后半周又出现腹痛，但程度较之前减轻五成。

察经：足太阴经改善明显，手太阴经也有变化。

推拿治疗：治疗有效，依旧选取手足太阴经、阳明经治疗，并教家长推拿手法以辅助治疗。

（4月23日—5月6日因家长外出，未带孩子就诊）

三诊（5月7日）：患儿面色改变，有红色光泽，眉头舒展，情绪较之前大有好转。患儿家长述其腹痛仍时有发作，但已明显减轻，且饮食量比以往要大些。察经：手足太阴经缝隙清晰很多，结块数量明显减少，质地变软。依照之前选经方案继续治疗。

四诊（5月14日）：治疗后腹痛每次发作只有五六分钟，腹痛程度大大减轻，治疗期间未使用其他药物及治疗，患儿母亲每日坚持为孩子推拿，大便每日1次。继续取手足太阴经、阳明经治疗20分钟，重点点揉尺泽、阴陵泉、手足三里、上巨虚、下巨虚等穴。

五诊（5月21日）：患儿状态持续好转，大便每日一行，腹痛发生时间开始出现间隔，三五日发作一次，但已不剧烈，每次持续几分钟。察经：手太阴经硬结明显减少，但左侧手太阴经深层仍有两个较大结节，足太阴经恢复正常，足阳明经还有轻微异常，但不严重。继续前诊方法推拿治疗20分钟。

后因家长认为孩子各项化验指标已稳定，决定停止治疗，自己在家辅助推拿巩固疗效。

1年后随访，患儿各项指标一直稳定，疼痛未再发作。

附：治疗期间患儿嗜酸细胞绝对值的变化（儿童医院医嘱，每周监测该项指标）

3月12日：1.5×10^9/L；4月7日：1.95×10^9/L；4月25日：0.61×10^9/L；5月5日：0.28×10^9/L；5月26日：0.29×10^9/L。

【医案分析】本案以咳喘与腹痛并见，经络诊察手足太阴经前臂孔最至尺泽段可触及多个结节，经络缝隙比较狭窄，结节质地较硬且位置较深，说明患儿的病程较长，经络气机郁结程度较重。本症过敏症候严重，临床表现与经络异常程度高度吻合，辨经非常清楚。太阴经为三阴之表，专主在里之出，行津液于三阴，有利水化湿的功能。《素问·太阴阳明论》："阳道实，阴道虚。故犯贼风虚邪者，阳受之；食饮不节，起居不时者，阴受之。阳受之则入六腑，阴受之则入五脏。"本案患儿母亲乳水较少，在患儿半岁时开始改牛乳喂养，同时添加各类辅食，甚至成人饮食，分析此案成因很明显是由于饮食不节伤及脾胃。太阴经气化过程需要脾肺协同完成，手足太阴经气化不足，饮食精微无法有效布散，亦可造成太阴经气化过程产生的代谢产物无法顺利排出体外。本病突出症状中就有大便不畅，且便秘症状与腹痛程度高度相关。辨经分析确定病在太阴经，太阴经与阳明经互为表里，燥湿相济，共同完成运化传导的功能。治疗选用手足太阴经、阳明经四条经脉，考虑患儿的接受能力，采用推拿手法调整经脉，第一次治疗就产生了明显的效果，大便通，腹痛缓解，说明治疗思路是正确的。仅仅经过5次治疗，病症即得到明显控制，化验指标也持续下降直至正常，让人欣喜！

过敏性疾病选经以太阴经、阳明经治疗的案例很多，结合本症的推拿治疗体会，笔者认为所谓呼吸道和消化道过敏性疾病，往往是由于外感内伤引起太阴经、阳明经脉气化异常，机体燥湿平衡被破坏，不能有效化解及排出体内代谢物，从而导致应激反应出现咳喘、憋闷、肠道激惹等症状。有些患者还会出现面肿、皮肤瘙痒等症状，都可通过太阴经、阳明经的调节快速取得效果。但是本案临床症状严重，西医缺乏有效治疗方法，通过经络医学理论的指导仅用推拿即获得显效，非常值得大家进一步应用探讨。

后记：笔者在一次网络课程中分享了这个案例，没想到这个举动竟然让一位青岛小朋友受益。患儿奶奶是网络课学员，看到这个案例后，通过视频电话远程指导小儿推拿师完成了推拿治疗，2018年7月患者奶奶到北京学习当面向笔者致谢，回鲁后书面汇报了这一案例的治疗过程，现做一简单介绍，供读者参考。

反馈案例：男童，1岁。主要症状：面部红肿半年余。过敏是从6个月后添加辅食开始，主要症状是面部红肿，到医院检查主要是三种食物过敏（土豆、虾、蛋清），过敏症状基本相同，嗜酸性粒细胞绝对值最高可达2.0以上。因为孩子不在奶奶跟前，其他症状说不清楚，只知孩子都是跪趴着睡。过敏症状时轻时重，反复发作持续了大半年，直到看到经络医学网络课程中王红民老师介绍的过敏性腹痛案例，就按照老师讲的经络推拿方法，找了当地的小儿推拿师，主要推拿手足太阴经，尤其是尺泽、阴陵泉处的结块部位做重点按揉。治疗了2个月后，患儿对原来过敏的食物已经不再过敏了，新添加的辅食也没有再发生过敏现象，医院化验结果，嗜酸性粒细胞值已经完全恢复正常。

结合学员报告的案例我们对过敏性疾病，病在太阴经的认识会有更深的理解，通过推拿调理太阴阳明经循环，改善饮食物在体内的布化，是治疗过敏性疾病的一条可行途径，期待读者能有更多的临床案例进行证实。

儿童抽动症案（2例）

案1：赫某，女，5岁。

初诊日期：2018年4月10日。

主诉：抽动症（眨眼）1年余。

病史及症候：患儿上幼儿园之后不久出现眨眼、挤鼻等不正常表情，后逐渐加重，医院诊断为抽动症。患儿系剖宫产，平时挑食严重，不爱吃蔬菜，喜食肉。刻下症：面色黄白，频繁眨眼，舌体瘦，舌尖红。

经络诊察：手少阴心经灵道附近有结络，且明显压痛。

辨经：心经有热，发于目系。

选经：取少阴经、太阳经、太阴经调理。

推拿治疗：选取手太阴经、手少阴经、手太阳经手臂前部循推按揉，重点按揉手少阴经灵道、阴郄到少海一段。背部督脉、足太阳膀胱经按揉，捏脊7遍，胸4-5-6脊柱节段张力较高，重点点揉心俞、厥阴俞、至阳等穴。最后在灵道、至阳、神道等穴处挤痧至出痧。

二诊（4月13日）：家长反馈一诊治疗后第二天一整天都未眨眼抽动，两天后症状出现，但较轻微。继续取手少阴、手太阳、手太阴经，配合背部督脉推拿治疗20分钟，方法同前。

运用此法治疗一个疗程（后续6次治疗，推拿方法同前2诊，操作由其他推拿医生完成），症状基本稳定。察心经及背俞穴部位的紧张和硬结均已消散。随访半年未再发作。

【医案分析】眨眼是儿童抽动症比较典型的临床表现，根据经络诊察发现手少阴经异常明显，同时相应的背俞穴部位也有异常紧张。说明少阴经郁热结于心系，手少阴经在循行上"从心系，上挟咽，系目系"，心经之热牵连到眼睛，以频发眨动来释放心经之热，患儿舌尖红，亦印证了经脉的反应。另外，在临床发现抽动症的孩子多为剖宫产，普遍挑食，身形瘦弱，存在太阴经运化的障碍，在治疗中还需选用太阴经、阳明经调理脾胃功能，使脾胃升降气化顺畅，对改善少阴郁热有辅助作用。

案2：徐某，男，6岁。

初诊日期：2019年9月16日

主诉：面部抽动近1年。

病史及症候：患者1年前随父母旅居英国，由于气候、饮食等不习惯，经常出现腹胀、便秘等消化不良症状，之后出现鼻塞流涕等鼻炎症状，经过治疗鼻炎症状好转之后，出现努嘴、耸鼻、眨眼等症状，1年来发作逐渐加重，经西医诊断为"抽动障碍"（抽动症）。患儿出生时顺产，挑食，嗜肉食，喜甜。刻下症：发育良好，体格壮。面部抽动时发，努嘴、耸鼻、眨眼，舌苔厚，舌红。

　　经络诊察：手足太阴经异常明显，足阳明经上巨虚至足三里一段有较大结块。

　　辨经：太阴运化不畅，阳明失降。

　　选经：取太阴、阳明经调理。

　　推拿治疗：选取手足太阴经、手足阳明经前臂部、小腿部循推按揉，重点按揉尺泽、孔最、曲池、手三里、合谷、阴陵泉、足三里等腧穴。尺泽揲法出紫黑色痧印，配合背部督脉、足太阳膀胱经按揉，捏脊7遍。

　　二诊（9月23日）：努嘴、耸鼻、眨眼等症状基本消失，继续按照前诊取手足太阴、阳明经推拿治疗20分钟。

　　治疗后患儿母亲微信反馈，已经不再有抽搐症状。因路途较远停诊。

　　2019年11月，患儿面部淋巴结肿，又来就诊，家长述患儿面部抽动症状完全消失，鼻炎症状也缓解很多。

　　【医案分析】笔者接诊儿童抽动症案例较少，此案是病史最短的一例。与其他病例比较，经络异常以太阴、阳明为主，少阴、太阳未见明显异常，在抽动症状发生前患儿生活起居环境改变，出现呼吸道过敏症，太阴、阳明运化布散功能受到影响，伴有较明显的脾胃运化积滞的症候表现，根据本案的症候结构特点结合经络诊察的发现，判断此案以太阴、阳明运化失常的病机为主，选取太阴、阳明经循推配合背部膀胱经捏脊以消除积滞，一诊即取得显效，二诊获愈。受本案启发，临床治疗儿童抽动症，可以考虑病机因太阴、阳明布散精微功能受阻开始，郁久化火，继而影响少阴、太阳经气化循环所致。

经络推拿治疗儿科病症小结

　　小儿病症，古称哑科，临床医生遇之多有畏难，有"宁治十妇人，不治一小儿"之说。小儿推拿疗法是古代医家对于小儿防病治病的一种特殊治疗方法。小儿推拿是通过医者采用特殊手法施治于患儿四肢、头面躯干等特定部位取得疗效，这就使得儿科推拿运用经络诊察法更具优势，可以提高疾病诊断的准确性和客观性。笔者临证多用针灸，但小儿见针多恐惧，所以接诊小儿时便"以指代针"。运用经络推拿治疗，患儿既乐于接受，而且疗效迅速，多能在一两诊解除病痛。经过百余例临床应用验证，值得向同行们总结推广。

一、对于儿科病症特点的认识

小儿具有脏腑娇嫩的生理特点，五脏六腑的形气禀赋不足，其中以肺、脾、肾三脏不足最为突出，尤其以肺、脾两脏更为娇弱，容易被外邪和饮食所伤；而心、肝两脏相对充足，在外感风热或饮食积滞的扰动下，易生火热。临证多表现为消化系统（腹痛、疳积、吐泻、消化不良等）、呼吸系统病症（外感发热、咳嗽、鼻炎等），另外小儿神经系统发育尚不完全，亦可出现遗尿、高热惊风、抽动障碍等疾患。

总之，小儿病比较单纯，很少见到气血逆乱、虚实寒热错杂的疑难杂症，确如张介宾在《景岳全书·小儿则总论》中所云"盖小儿之病，非外感风寒，则内伤饮食，以至惊风、吐泻及寒热、疳痫之类，不过数种"，这就方便了临证辨析病机。

二、经络诊察在小儿病患的应用

小儿生理"脏腑清灵，血气未充，形质娇嫩"，皮、脉、肉、筋、骨均未成熟，所以经脉结构形态不如成人清晰，而且由于肌肉娇嫩，皮肤腠理菲薄，病变导致的经脉异常非常明显，笔者在临床见到的经络异常多为太阴、阳明经，与外感、饮食所伤的儿科病症十分相符。除此之外，笔者还常接诊抽动症或夜间哭闹等患儿，经络诊察多见督脉、少阴经、太阳经的异常。下面将小儿经络异常的特征总结如下。

1. 脾胃病：以手足太阴、手足阳明经异常为主。首先，手太阴经异常最为突出，具体多在尺泽穴或尺泽下见较大结块，结块一般比成人松软（成人一般较硬）；孔最穴上下出现滞涩感，感觉经络缝隙比较狭窄。其次，患儿的阳明经多见异常，包括手足阳明经，大便干者可见曲池穴下段结块或紧张度增高，上巨虚穴段硬结，消化不良的患儿阴陵泉处亦可见到明显结块，腹部触诊可见胃肠胀气感。经络异常程度与病症的轻重呈正相关。

2. 外感病：多见手足太阴、手足阳明经异常，此外还可在足太阳经头颈部触及肌肉僵硬、上背部寒凉，椎间隙缝隙狭窄或饱满、压痛明显等异常表现。小儿心、肝两脏相对充足，易生火热，小儿脾胃不足，饮食不能自控，而多生食积。临床所见的小儿外感疾病多为寒包火所致，这种内火既在心肝生理之火过盛，又有食火的资助，此时稍感寒凉极容易伤风感冒，所以小儿外感病与消化系统病经络异常的特征基本相同。

3. 神经系统调节障碍：临床常见的有抽动症、睡眠难安、夜啼哭闹等症，此类病症多属于心肝火旺，火盛伤阴所致。在经络诊察时常见手少阴、足少阴经和督脉上背部异常，主要表现是手少阴经神门至灵道一段僵硬，有结络或者脆络；足少阴经太溪至复溜一段僵硬；督脉及足太阳上背部可以触及明显狭窄椎间隙，触之压痛明显，之旁的膀胱经背俞穴处亦有敏感压痛，手足太阳经四肢部较少发现异常反应。

三、经络推拿调整经络的手法

小儿病症单纯，临证多选择经络异常突出的经脉进行治疗。操作手法也很简单，易于操作。

1. 经脉循推：多在肘膝以下的四肢经脉循按推揉，小儿皮肤筋骨娇嫩，推拿时要用润肤霜加以保护，重点按揉出现结块、缝隙狭窄等异常的部位，推拿力度以轻快为度，但也要尽量用轻柔的手法将结块等异常揉散。

2. 背部捏脊：用三指或二指捏法在背部督脉及足太阳经脉路线进行提捏操作往返 7 遍，目的在于将背部皮肤与皮下筋膜之间的缝隙通道打开，促进气血的运行。根据小儿病情，可在局部进行加强手法，如呼吸系统加强上背部操作，脾胃消化不良病症可加强背部中段操作，遗尿、发育障碍等病症可在腰骶背部加强操作，同时配合搓擦手法温阳益气。

3. 揉腹：对于消化不良，腹部胀气的患儿多用，小儿肠壁菲薄，揉腹时手法一定要轻柔，采用顺时针方向揉腹 50 圈左右，时间不要超过 8 分钟，同时要注意腹部深层有无硬结之处，在硬结处可加强点揉，但不得用力过大。

4. 挤痧：在四肢经脉结块较大的部位、任脉胸骨段、督脉背部椎间隙、膀胱经背俞穴等处发现经脉气血瘀结之处，均可采用挤痧的方法。挤痧时，先确认需要挤痧的准确位置，医者用双手拇食对捏局部两三下即可（图7-2）。出痧色泽亦可佐证医者的诊断：实证者多黑紫，虚证色泽较淡。

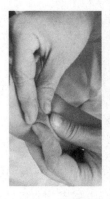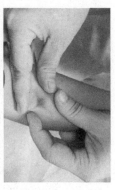

图 7-2　挤痧

临床需要根据具体病症和患者经络气化状态的特点，综合运用以上手法。同时根据病情与传统小儿推拿的手法配合治疗，以增强疗效。

后 记

　　恩师王居易先生经常提到《灵枢·刺节真邪》篇的一段话:"用针者,必先察其经络之实虚,切而循之,按而弹之,视其应动者,乃后取之而下之。"可见在《黄帝内经》的时代针灸医生临床并非单凭经验,是有思辨依据的。经络状态就是医生辨证施治的依据,经络理论是中医思维的核心。目前大多数中医针灸推崇"理法方穴术"的针灸辨证,是在"重脏腑,轻经络"的脏腑辨证思维影响下形成的,其实质与经典传统的经络理论相差甚远。针灸医生临证基本不察寻经络虚实,不辨析病症表现与经络的联系路径与关系,针灸、推拿临床思维被禁锢僵化,临证单凭一些验方、秘穴或者绝技,使针灸、推拿的学术地位降至谷底。更有甚者,一句"离穴不离经"将腧穴精细的特异性结构完全忽略,至此支撑针灸推拿临证治疗的两大支柱,"经""穴"全无,传统经络理论精髓被连根拔除。所以经络医学理论的缺失应该是目前针灸、推拿临床缺乏理论支撑的重大问题,现在到了要补上这一课的时候了。

　　掩卷反思自己这六年来的临床案例,虽将经络理论作为临证思考的核心,将经络诊察所见的异常作为临证判断病机的重要依据,但是对于经络理论的思考,对于经络气化规律的认识还非常粗糙肤浅,要补上"经络医学理论"这一重大课题,需要更多人临证实践,积累更多鲜活的案例,并结合临床进行深入的理论研究,丰富完善经络理论这一暂新而古老的学科。王居易老师在很多场合强调临证的重要性,要求学术弟子每年要交 50 个案例分析,临证每一种病都要经过症候结构分析、经络诊察、辨经、选经、选穴这样缜密的思维程序,要求临证必须要有记录,勤于思考,善于积累。从这个角度而言，此案例集可以看作是弟子交给恩师的一份临证作业，出版的目的在于抛砖引玉，亦在于为后学做马前卒和垫脚石，因此文中的许多谬误和拙论也就不耻于在人前显露。但是这些都不妨碍我拥有重拾中医理论自信的喜悦，临证越来越突出的疗效愈加证明，经络医学园地的明天定会繁花似锦。

王红民

2020 年 7 月于北京